KB075826

지은이

빌 J. 바우어만(Bill J. Bowerman)

미국 오리건대학교에서 경영학을 공부한 후, 1948년부터 1973년까지 육상 코치로
활동하며 31명의 올림픽 선수를 배출했다. 코치로 활동하면서 신발이 육상선수들에게
미치는 영향에 관심을 가지게 되었고, 운동화의 기능을 향상시키기 위해 여러 실험을
하기 시작했다. 아내가 와플을 만드는 것을 보고 와플 기계에 고무를 넣어 구운 뒤
신발 밑창에 붙여 선수들을 뛰게 한 일화는 유명하다.

1964년, 육상팀 선수였던 필 나이트(Phil Knight)와 함께 나이키의 전신인 블루
리본 스포츠를 설립했다. 훗날 그리스신화 속 승리의 여신인 니케의 미국식 발음을 따
이름을 바꾼 '나이키' 브랜드는 스포츠 신발 및 의류, 용품을 대표하는 선두주자가
되었다. 뉴질랜드 여행을 갔다가 조깅을 배웠다. 미국에 조깅 프로그램을 소개하며
'조깅 열풍'을 불러일으켰고, 미국인이 운동하는 방식을 완전히 바꾸었다.

W.E. 해리스(W.E. Harris)

오리건주 유진에서 순환기내과 개업의사로 일했다. 유진에 있는 성심종합병원에서
고문의사로, 오리건대학교 의과대학에서 임상실습지도자로 일했다. 규칙적인
운동이 심장 질환을 예방할 수 있다는 믿음을 지니고 있어 빌 바우어만과 함께
조깅 프로그램을 연구했다.

옮긴이

김윤희(아이린 코치)

어릴 적부터 달리는 게 좋아 계속 달렸다. 인천체육고등학교를 졸업, 수원시청
육상단을 거쳐 14년간 육상 선수로 활동했다. 은퇴 후에도 달렸다. 2012년부터
현재까지 나이키 런클럽 코치로서 수많은 러너들을 만나고 있다. 그들과 호흡하며
진정한 달리기의 즐거움을 알았다. 지금도 거의 매일 달리며 새로운 감정을
배우고 있다. 이 책을 통해 많은 사람들이 조깅을 시작하기를, 그래서 일상 속 소소한
기쁨을 찾기를 바라는 마음이다.

이장규

기계공학을 전공하고 취업을 준비하던 중 달리기에 빠졌다. 2013년, 서울에
기반을 둔 PRRC(Private Road Running Club)를 만나 함께 달리는 즐거움을 알게
되었고, 2015년 서울에서 런칭한 나이키 런클럽의 페이서로서 왕성한 활동을 했다.
신발에 대한 뜨거운 열정을 포기하기 싫어 무작정 포틀랜드로 떠났다. 오리건대학교
스포츠제품 경영학 석사과정에 입학 후 비버튼에 위치한 나이키 본사에서 제품
개발팀에서 인턴생활을 했고, 현재 부산에 위치한 나이키 신발 개발팀에서 일하고
있다.

조깅의 기초

조깅의 기초

나이키 공동창업자와 심장전문의가
함께 쓴 조깅 매뉴얼

빌 바우어만, W.E. 해리스 지음
김윤희, 이장규 옮김

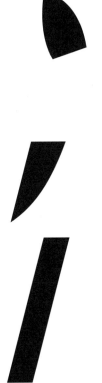

일러두기
각주는 모두 옮긴이주입니다.

들어가는 말

대부분의 좋은 아이디어들처럼, 조깅은 여러 장소에서 시작되었다. 또한 비슷한 시기에 서로 다른 이들이 조깅에 관해 각기 나름의 과학적 연구 결과를 발견하여 발표하기도 했다.

누가 조깅을 처음으로 시작했는지는 아무도 모른다. 아마 그리스 시대의 사람일지도 모른다. 그들은 육체적인 활동, 특히 달리기를 좋아했다.

미국 안팎에서 강인하고 독립적인 성격의 사람들은 수년간 자신에게 맞는 운동을 할 때 자연스럽게 본능적으로 조깅을 했다. 많은 외과 의사, 코치, 체육 강사 들은 오랫동안 운동의 가치를 전파했고, 달리기를 포함한 다양한 운동이 갖고 있는 잠재력을 설명했다.

뉴질랜드에서는 올림픽 육상 대표팀 감독 아서 리디아드의 노력 덕분에, 조깅이 생활 방식의 일부가 되었다. 리디아드는 은퇴를 앞둔 선수들 그리고 끊임없는 훈련을 통해 얻은 강인한 체력을 포기하기 싫은 선수들을 위해 자기만의 조깅 방식을 개발했다.

리디아드는 특별한 형태를 갖추지 않은 그룹 또는 조깅 클럽에서 느리지만 꾸준하게 달리는 크로스컨트리 주법•으로 동료애를 자극하며 훈련할 수 있는 아이디어를 생각했다. 적극적인 시민들은 이 아이디어에 크게 호응했다. 어린 아이들부터 노인에 이르기까지 모든 공동체의 사람들이 주말과 휴일에 나와서 조깅을 하기 시작했다.

지난 20년 동안 세계적인 육상선수들을 훈련시킨 빌 바우어만은 1962년, 4마일(6.43킬로미터) 계주 세계 신기록을 보유한 오리건대학교 육상팀과 함께 뉴질랜드를 방문했다. 그는 이곳 시민들의 육체적 활동에 대한 뜨거운 열정이 그가 코치하는 선수들에게도 좋은 자극이 되었을 뿐 아니라, 50년 전의 미국인을 특징지었던 적극적인 생활력과 닮았다는 것을 발견했다. 특히 '30대 이상' 시민들의 열정은 인상적이었다. 뉴질랜드인에 비해 30세 이상 미국인의 체력 수준은 처참했다.

• 중장거리 훈련의 한 종류로, 흙이나 잔디 위를 주로 여럿이 함께 달린다.

사실, 바우어만도 자신의 체력이 부족하다는 것을 깨닫게 됐다. 어느 날 오후, 50세인 자신의 체력이 나름 괜찮은 편이라고 생각하며 가볍게 뉴질랜드 시골길을 달리는 리디아드와 그의 두 팀에 합류했다. 하지만 얼마 지나지 않아 그는 혼자가 되었다. 그들은 가벼운 발걸음으로 달리며 순식간에, 시야 밖으로 미끄러지듯 사라졌다. 이런 경험을 한 이후, 바우어만은 규칙적으로 조깅을 시작했다. 그는 2주 만에 빠르게 체력을 길렀고, 자신 있게 200여 명의 남녀노소로 구성된 그룹과 함께 조깅에 나섰다. 하지만 800미터쯤 후에, 그는 또다시 혼자가 되었다. 76세의 노인만이 그와 멀지 않은 곳에서 함께 뛰고 있었다. 그 노인과 함께 조깅하면서, 바우어만은 그 신사가 친절하게도 자신의 페이스를 낮추며 그를 기다려 주었다는 사실을 알게 되자 이미 멍든 바우어만의 자존심은 만신창이가 되었다.

　　뉴질랜드에서의 경험은 바우어만에게 깊은 인상을 남겼다. 그는 집에 돌아와서도 조깅을 멈추지 않았다. 미국의 유명한 육상 코치인 그의 말에 귀 기울인 언론에도 그때의 경험을 털어놓았다.

얼마 후, 바우어만은 자신도 모르게 스스로 리더로 서의 책임감을 느끼게 되었다. 조깅에 대해 들어본 적이 있지만 몸매가 엉망인 상태에서 어떻게 시작해야 할지 모르는 수많은 사람들은 조깅에 대해 자세히 알고 싶어 했다. 그들은 전화를 걸었고, 편지를 보내기도 했으며 때로는 직접 찾아오기까지 했다.

그러는 동안 바우어만은 조깅을 하며 골똘히 생각 했다. 그는 육상 코치로서 긴 시간 동안 수많은 선수들 을 높은 체력 수준으로 끌어올리는 기본적인 컨디셔닝 훈련법을 발전시켰다. 물론 강도를 어느 정도 조절해야 겠지만, 운동 부족으로 인해 체력 수준이 낮은 일반 직 장인이나 주부들에게 왜 선수들과 같은 훈련법을 적용 하지 않았을까?

이 발상을 시험하기 위해 바우어만은, 규칙적인 운 동이 특정 심장 질환을 예방할 수 있는 중요한 요소가 될 수 있다는 주장에 깊은 관심을 갖고 있는 심장전문의 W. E. 해리스와 함께하기로 했다. 이 두 사람은 25세 에서 66세 사이의 성인들과 함께 여러 가지 통제된 연 구 프로그램을 진행했다. 이 연구 프로그램에 대한 소문과 그 비공식적 결과는 사람들 사이로 빠르게 퍼져 나갔다. 다른 여러 단체의 사람들도 바우어만과 해리스의 비법을 적용했으며, 여러 커뮤니티에서도 조깅 프로그램을 시작했다. 요즘 즐겁게 조깅하는 사람들이 아주 많아졌고, 그들 모두 조깅을 시작하기 전보다 훨씬 건강해졌다.

이 책에는 조깅을 '왜' 하는지, '어떻게' 하는지에 관한 내용이 담겼다. 이 책을 통해 여러분도 더 나은 체력과 건강을 누리며, 인생을 더 온전하게 즐길 수 있는 방법을 알게 될 것이다.

이 책을 편집한 제임스 M. 셰이
오리건주 유진에서

글쓴이의 말

조깅에 대해 오랜 시간 동안 이야기하고, 조언하고 강연을 한 후에야 드디어 조깅에 대해 쓸 수 있게 되어 마음이 놓인다.

　우리는 여러 이유로 운동, 특히 조깅에 관심이 있다. 첫째, 일반적으로 적당하고 규칙적인 운동이 건강에 이롭다고 알려져 있다. 불행히도 30세 이상의 많은 미국인은 규칙적인 운동을 하지 않을 뿐 아니라, 사실상 하루의 대부분을 앉아서 생활하는 것에 익숙하다.

　둘째, 다른 많은 체육 활동이나 운동에는 비용, 편의성, 시간, 시설의 가용성, 특정 기술의 필요성 그리고 참여 규칙 등 여러 단점이 있다. 다른 활동들은 실질적으로 운동이 거의 되지 않거나, 띄엄띄엄 하게 되거나, 조금이라도 힘들거나 숨이 차면 휴식을 취하게 된다. 그 결과, 신체의 기능, 특히 심폐지구력이나 심혈관계 개선에 도움을 주는 적당한 긴장이 거의 가해지지 않게 된다.

반면에, 조깅은 성인에게 특별한 이점이 있다. 첫째, 조깅은 간단하고 쉬우며, 어떠한 특별한 기술이 필요하지 않고, 매주 최소한의 시간만 들여도 된다.

둘째, 조깅은 일반적으로 건강에 중요한 영향을 미치는 심폐지구력과 심혈관계에 적당한 긴장을 주기 때문에 생리학적 관점에서도 아주 훌륭한 운동이다.

셋째, 조깅이 일반적인 운동과 다른 이유는 달리기와 걷기를 번갈아 수행한다는 것이다. 거리, 달리는 속도와 걷는 양을 조절함으로써 운동 강도를 조절할 수 있다.

요약하자면, 조깅은 다양한 연령과 체력 수준의 사람들에게 적용할 수 있는 단계적인 프로그램이라고 할 수 있다.

마지막으로 조금 더 보태자면, 조깅은 고도의 기술이 필요하지 않은 단순한 운동이다. 조깅의 가장 큰 매력은 무척 간편하다는 것이다. 거의 모든 사람들이 어디에서나 쉽게 할 수 있다. 우리는 조깅이 이상한 규칙들

과 불필요한 용품들로 복잡해질 것을 우려하며, 가능한
한 단순하게 유지되길 바란다.

빌 바우어만,
W. E. 해리스

옮긴이의 말

빌 바우어만은 인생을 온전히 즐기기 위해 조깅을 한다고 말했다. '조깅'의 사전적 의미는 '자기 몸에 알맞은 속도로 천천히 달리는 것'이며, 이 책에서는 걷기와 달리기를 결합한 운동을 뜻한다. 나는 선수 시절 "조깅만 잘해도 실력은 늘어"라는 말을 자주 들었다. 당시 내가 이해한 조깅은 앞서 말한 정의와는 또 달랐다. 조깅은 그저 쉬지 않고 꾸준히, 숨이 차도록 달리는 것이라 생각했다. 엘리트 선수 출신인 나조차도 러닝과 조깅의 차이를 알지 못했던 것이다. 이 책을 번역한 후 조깅이 단순한 오래달리기가 아니라는 점을 알게 되었으며, 이 점을 독자들에게도 알려주고 싶다. 조깅은 러닝과 달리 매우 가볍고 '천천히' 하는 게 중요하다. 그래서 조깅은 빌 바우어만이 목표로 한 "평생 지속할 수 있는 운동 습관"으로 가장 적합하다. 이 책이 나오고 거의 60년이라는 시간이 지났지만, '자연스러운 움직임을 강조해야 한다는' 조깅의 본질은 시간이 지나도 변하지 않았다.

처음 조깅을 시작하는 사람들은 이 책에서 제시하는 프로그램이 어떤 강도이고 어떻게 실천해야 하는지 어려울 수 있다. 거리와 페이스가 가늠이 되지 않기 때문이다. 바우어만이 이 책에서 꾸준히 말하듯, 프로그램은 유연하게 바꿀 수 있다. 무조건 이 책의 프로그램을 따라야 한다는 생각보다 조깅의 원칙인 '편하게, 점진적으로, 꾸준히'를 다시 떠올리면 좋겠다.

오늘의 조깅 프로그램을 손바닥에 조그맣게 적어 집을 나서자. 조거 jogger가 되기로 마음먹은 당신을 응원한다. 조깅을 통해 오늘을 더욱 풍부히 즐기시기를!

김윤희(아이린 코치)

* 주변에 거리가 표시되어 있는 트랙이나 공원이 없어 망설이고 있다면, NRC(NIKE RUN CLUB)를 비롯한 러닝 어플과 활동을 측정할 수 있는 스마트워치 같은 기기를 활용하는 것을 추천한다.

빌 바우어만은 이 책을 집필할 당시 이미 오랫동안 세계적인 육상선수들을 코칭하고 있었다. 그는 선수들의 기록 향상을 위해 누구보다 최선을 다한 것으로 알려져 있다.

오리건대학교 대학원에서 스포츠제품 경영학을 공부하던 시절, 운 좋게 바우어만의 옛 작업실을 방문할 기회가 있었다. 바우어만의 측근에게 직접 이야기를 들으며 작업실을 둘러보니 그가 최고의 신발을 만들기 위해 항상 고민했고 꾸준히 연구에 임했다는 것을 몸소 느낄 수 있었다. 그가 필 나이트와 손잡고 나이키라는 브랜드를 공동 창업한 일 역시 어떻게 하면 선수들이 더 가볍고 빠르게 달릴 수 있을지 끊임없이 고민하던 그의 노력이 자연스럽게 이어진 결과였다.

하지만 이 책을 통해 알 수 있듯, 바우어만은 그저

유명한 육상 코치에 머물지 않았다. 지금보다 정보가 훨씬 부족하던 시기에 그는 조깅을 알지 못하는 사람들과 엘리트 선수를 차별하지 않고 대중에게 올바른 조깅법을 전달해야 할 책임감을 느꼈다. 바우어만은 운동선수를 이렇게 정의했다. "신체가 있다면 누구나 운동선수다."If you have a body, you are an *Athlete 누구나 운동선수처럼 운동할 수 있다는 그의 강한 신념이 드러난다.

책을 통해 조깅을 접하는 경험은 흔하지 않다. 하지만 이 책을 통해 많은 사람들이 어렵지 않게 만든 조깅 프로그램을 따라하며 건강해지기를 바란다. 내 경험상, 조깅의 순기능은 언제 어디서든 크게 다르지 않을 것이다.

러닝을 통해 인생의 큰 전환을 겪은 사람으로서 이 책을 번역한 것은 대단한 영광이었다.

이장규
2022년 10월

들어가는 말　　　9

글쓴이의 말　　　15

옮긴이의 말　　　19

1장　　　27

2장　　　33

3장　　　37

4장　　　47

5장　　　53

6장　　　61

7장　　　65

8장　　　73

9장　　　83

10장　　　117

11장　　　147

12장　　　177

감사의 말　　　181

주의 사항

경험에 따르면 대부분의 사람들은 꾸준하고 점진적으로 강도를 높이는 조깅 훈련 프로그램을 특별한 어려움 없이 따라올 수 있다.

그렇긴 하지만, 의사의 관리나 감독 없이 조깅을 하다가 조금이라도 의심스러운 증세가 발생했다면 즉시 의사와 상담해야 한다.

중년이거나 그보다 나이가 많은가?
편안한 마음으로 건강검진을 먼저 받도록 하라.

조깅 훈련 프로그램은 모든 연령대의 사람들에게 도움이 될 수 있다. 하지만 여러분이 중년이거나 그 이상의 연령대인데 그전에 규칙적으로 운동을 하지 않았다면, 기본적인 건강검진을 받는 것을 시작으로 최대한 편안하고, 최상의 마음가짐으로 프로그램에 임하도록 하라. 나이가 들수록, 특히 심장이나 폐와 밀접한 관련이 있는 특정 질병의 발병 확률이 증가한다. 건강검진을 통해 이전에 알지 못했던 질병이 발견되는 경우도 있다. (자세한 설명은 38페이지 참조)

과거 심장이나 폐, 관절과 밀접한 관련이 있는 질병에 걸린 적이 있다면 어떤 형태의 운동도 해로울 수 있다. 만약 그런 경험이 있다면 어떤 운동 프로그램이든 시작 전에 반드시 의사와 상담을 해야 한다.

1

이 책은 7세부터 70세까지, 거의 모든 사람의 신체 능력을 향상시키는 '편안한 걷기와 달리기의 결합 프로그램'인 조깅에 관해 이야기한다.

신비롭거나 기발한 비법이 있는 것은 아니다. 조깅은 간단히 말해 적당한 양의 규칙적인 운동이 대부분의 사람들에게 좋다는 통념을 새롭게 응용한 형태다.

조깅은 돈이 들지 않는다. 편리하고 즐겁고, 안전하다. 특별한 기술이나 장비가 필요하지 않다. 아프거나 몸이 불편하지 않은 거의 모든 사람들에게 이롭다. 동시에, 더 이상 규칙적으로 운동하지 않는 30대 그리고 그 이상 연령대의 사람들에게는 더욱 특별한 효과가 있다.

조깅을 통해 영원히 잃었다고 생각했던 수준의 체력을 되찾을 수 있다.

조깅은 합리적이다. 개인적인 습관을 크게 바꾸지 않고도 건강해질 수 있다. 적당한 범위 내에서 좋아하는 음식을 먹어도 된다. 분별력만이 건강한 삶으로 이끄는 최고의 가이드임을 기억하라.

조깅은 다르다

조깅은 인기 있는 피트니스 운동과는 다르다.

근력 강화에 중점을 두는 웨이트, 등척성 운동, 체조 등과 달리 조깅은 심장, 폐, 순환계의 기능을 향상시킨다. 물론 다른 근육들도 자극하지만, 심장과 폐가 기능하는 방식을 개선하는 것이 가장 큰 이점이다.

중년이 지나가면 울퉁불퉁한 이두근과 가슴 근육이 자존감을 높일지는 몰라도, 삶의 질과 건강은 심장과 폐의 건강 상태에 달려 있다.

걷기와 달리기를 왜 결합했을까?

조깅은 걷기와 달리기의 장점을 모두 지닌 운동이다. 걷기와 달리기는 둘 다 좋은 운동이며 그 자체로 각각 즐기는 사람들이 많다. 하지만 이 두 활동을 따로 한다면 심장과 폐에 점진적인 긴장이 가해지지 않아 운동으로는 부족할 수 있다. 건강한 신체를 원한다면 걷기는 충분히 격렬하지 않을 수 있고, 평범한 사람에게는 달리기가 처음에 너무 격렬할 수도 있다.

달리기와 걷기를 결합함으로써, 거의 모든 사람들이 안전하고 편안하게 조깅을 시작할 수 있다. 운동량을 점진적으로 늘릴 수도 있고, 자신도 모르게 무리하는 것을 막을 수 있다. 달리기 거리와 속도를 점차 늘림으로써 결국 놀랄 정도의 훈련 수준까지 끌어올릴 수 있다.

규칙적인 운동은 장기적인 건강 프로그램의 일환이여야 함을 잊지 말아야 한다. 고작 몇 달 운동해서는 효과가 오래 지속될 수 없다.

조깅의 세 가지 정의

더 깊이 들어가기에 앞서, 조깅이라는 용어를 다시 한번 살펴보자. 조깅은 세 가지 방법으로 해석할 수 있다.

1. 조깅은 느린 페이스 또는 지속적인 러닝과 숨을 고르는 걷기가 번갈아 가며 진행하는 것을 의미한다.
2. 걷기의 다음 단계라고 생각할 수 있는 규칙적

인 속보 정도의 달리기를 뜻하기도 한다.

3. 이 책에서 앞으로 소개하는 운동 프로그램 전체를 조깅이라 볼 수 있다.

새로운 응용법

이 책의 조깅 프로그램은 의학적 관찰, 검증된 훈련 원칙 그리고 무엇보다 중요한 다른 조거(조깅하는 사람이하 조거: jogger)들의 경험에 기초한다.

앞서 말했듯, 조깅은 적당한 양의 규칙적인 운동이 대부분의 사람들에게 좋다는 통념을 새롭게 표현한 것이다. 많은 사람들이 이 통념 때문에 달리기를 하지만 정작 적절한 프로그램을 짤 때는 본능에 의존하는 경우가 많다.

그러나 이 책에서 최초로 훈련 원칙을 명확히 세우고 의학적인 조언에 근거하여 세 가지 실천 가능한 훈련 프로그램과 그에 알맞은 스케줄을 구성해 보았다.

조깅의 핵심은 스케줄

스케줄이 조깅 프로그램의 핵심이다. 얼마나 멀리, 얼마나 빨리 그리고 얼마나 자주 조깅을 해야 하는지를 결정하고, 모든 것을 계획하는 것이다. 운동 선수와는 다르게 당신은 스스로 선수이자 코치가 되어야 한다. 그래서 모든 부분을 자기 스스로에게 맞춰야 한다. 지시 사항을 잘 따르기만 한다면 몸을 혹사시키는 일은 없을 것이다.

스케줄이 왜 중요한가?

이 책의 조깅 프로그램은 러너와 조거가 반복적으로 훈련한 경험을 기초로 구성했다. 훈련 기간 동안 스케줄에 따라 규칙적이고 적당한 운동을 꾸준히 함으로써 조깅이 평생 습관이 될 수 있도록 하는 것이다. 시작하기에 앞서 세계적인 육상선수들도 여러분처럼 특정 운동을 반복적으로 연습하면서 훈련한다는 사실을 명심해야 한다.

선수들은 구체적인 결과를 얻기 위해 코치와 함께 구체적인 운동 스케줄을 짠다. 예를 들어, 트랙에서의 기술 향상, 심폐지구력 향상, 일반적인 신체 건강 증진 그리고 자유로운 호흡 조절 등 목표에 따라 각 상황에 알맞은 프로그램을 짠다. 조거와 러너의 훈련 프로그램은 찰나의 기분이나 우연에 기초한 것이 아니라, 신중한 고려와 과학적인 지식의 산물이다. 운동 수행 방법과 지속 시간, 반복 횟수에는 모두 근거가 있다.

훈련을 하는 러너들이 어떠한 생리학적 변화를 겪는지 구체적으로 말하면 이 책의 주제를 벗어날 뿐 아니라 당신이 흥미를 잃을 것이다. 어쨌든 우리는 이 조깅 프로그램을 통해 더 나은 삶과 건강을 얻을 수 있다는 점을 가장 우선적으로 생각해야 한다.

2

조깅의 실질적인 장점

건강이 좋지 않은 대부분의 사람들은 죄책감을 느끼며 무언가 조치를 취해야 한다는 것을 잘 알고 있을 것이다. 단지 계기가 필요할 뿐이다. 어렵지 않게 시작할 수 있는 조깅이 이 문제를 해결해 준다. 조깅의 특별하고, 실질적인 장점들을 생각해 보자.

돈이 들지 않는다: 조깅에 관련된 그 어느 것도 돈이 들지 않는다. 그렇지만 시작하는 데 꽤나 많은 의지력이 필요한 것은 맞다. 하지만 조깅은 경제적으로 부담이 되지 않으면서 건강이라는 부를 얻게 해 줄 것이다.

특별한 기구가 필요 없다: 필요한 장비라면 오롯이

당신 자신뿐이다. 많은 운동 프로그램은 첫 훈련을 시작하기도 전에 많은 비용이 든다. 조깅은 그렇지 않다. 아, 운동화 한 켤레 정도는 있어야 한다.

특별한 시설이 필요 없다: 체육관, 바벨, 수영장, 근육 키우기 비법 같은 게 필요 없다. 그냥 현관문을 열기만 하면 다 해결된다. 밖에서든 안에서든, 조깅은 어디에서든 할 수 있다.

짧다: 하루는 1,440분으로 이루어져 있다. 초보자의 경우, 하루 약 30분씩 일주일에 3일 정도 조깅을 한다면 일주일 10,080분 중에 90분을 사용하게 된다. 만약 당신이 중년 이상인데 더 나은 건강을 위해 이만큼 적은 시간도 투자하길 꺼린다면, 그보다 훨씬 더 오랜 시간 동안 아플 각오를 해야 할 것이다.

나이가 많든 적든 누구나 할 수 있다: 7세부터 70세까지, 몸이 불편하지만 않다면, 누구나 점진적이고 적당한 운동인 조깅을 통해 이득을 얻을 수 있다. 지금까지도 수천 명의 조거들이 매일 이 점을 증명하고 있다.

즐겁다: 사람들은 큰 보상을 주는 작은 일들을 즐긴다. 조깅은 부담이 거의 없고, 꾸준하게 성장하면서 성취감을 맛볼 수 있다.

당신이 얻게 되는 것

당신이 삶을 소중하게 생각한다면 조깅으로 꽤 많은 것을 얻을 수 있다. 솔직히 말하면, 조깅은 당신의 수명을 연장해 줄 수 있다.

만약 조깅의 장점에 대해 아직 의문을 갖고 있다면, 아래의 이점들을 생각해 보자.

무리가 가지 않는다: 조깅 운동은 점진적이다. 운동 스케줄을 잘 따른다면, 몸을 혹사시키는 일은 결코 없을 것이다. 조깅 스케줄은 당신 자신의 건강 수준에 맞춰 시작하면 된다.

심폐 기능을 개선시킨다: 조깅은 몸에 가해지는 부하를 다룰 수 있는 능력을 점진적으로 향상시킴으로써 심장, 폐, 순환계를 개선시킨다. 조깅은 신체의 다른 부분들을 훈련시키기도 하지만, 실질적인 이득은 심장과 폐가 잘 작동하게 됨으로써 얻게 된다. 언젠가 여러분의 삶이 심장과 폐의 건강에 의존하게 될지도 모른다.

기분을 좋게 해 준다: 운동은 순환을 자극하고, 근육을 단련시키며, 긍정적인 생각을 하게 해 준다.

살을 빼는 데 도움이 된다: 조깅은 살을 빼는 데 많은 도움을 준다. 조깅으로 근육은 늘리고, 체지방은 낮출 수 있다. 조깅과 함께 식이요법을 진행한다면 상당한 체중 감량 효과를 볼 수 있다.

인내심과 자신감을 길러 준다: 조깅은 여러분을 건강하게 해 준다. 여러분은 일도 자신 있게 할 수 있을 뿐 아니라, 업무량도 늘릴 수 있으며, 심장에 과도한 무리가 가는 것을 두려워하지 않고 여가 생활도 마음껏 즐길 수 있다.

허리둘레가 줄어든다: 조깅은 체중의 재분배를 도와준다. 통제된 그룹의 조거들은 거의 모두 허리둘레가 줄었다. 또한 조깅은 엉덩이와 허벅지를 날씬하게, 쳐진 근육을 단단하게, 복부를 탄탄하게 해 준다.

혼자서도 할 수 있고 함께 할 수도 있다: 만약 혼자만의 시간을 원한다면, 혼자 조깅을 하면 된다. 주변의 방해 없이 생각에 집중할 수도 있고, 그냥 머리를 식힐 수도 있다. 만약 여러분이 다른 사람과 함께하는 것을 즐긴다면, 단체 조깅으로 우정을 다질 수도 있다.

더 건강하게 인생을 즐길 수 있다: 운동은 건강을 위해 꾸준히 해야 한다. 장기적이고 규칙적인 것이 중요하다. 단기적인 운동은 단기적인 결과만 가져온다. 조깅은 시작하기도 쉽고 계속하기도 쉬운 간편한 운동이다.

3

운동과 건강

많은 시간 앉아서 생활하는 성인들에게 가장 격렬한 운동은 버스 정류장까지 짧게 걷거나 강아지를 산책시키는 일일 수도 있다.

하지만 항상 그렇지만은 않았다. 인류는 역사적으로 육체 활동이 활발한 편이었다. 많은 사람들이 신체 활동이 거의 없는 직종에서 종사하게 된 시점은 기술적인 진보가 급격히 일어난 20세기부터다. 신체 활동이 감소하면서 심혈관계 질환이 증가하게 되었다.

신체 활동과 심장마비

심장마비(의학 용어로, 심근경색)는 미국의 가장 높은 사망 요인이다. 이 질환을 예방할 수 있는 방법이나 의약품은 존재하지 않는다. 심장마비를 겪고 생존하게 되더라도, 현저한 장애가 남거나 활동하는 데 많은 한계가 있을 수 있다. 심근은 심장 근육으로, 심근경색은 심장 근육에 혈액을 공급하는 통로인 관상동맥이 막혀서 발생한다. 혈액 응고가 혈류가 막히는 가장 흔한 원인이며, 이것이 관상동맥에서 발생하면 '관상동맥 혈전증'이라고 부른다.

당연한 말이지만, 심장마비를 일으키는 데는 많은 요인이 관련되어 있다. 육체 활동 부족은 그중에 하나일 뿐이긴 하지만 의학 연구에 따르면 이는 가장 중요한 요인이라고 한다. 유전적인 요소도 그중 하나다. 부모로부터 물려받은 신체적 약점은 바꿀 수 없지만, 운동을 해서 건강해진다면 어느 정도 수준까지는 상쇄할 수 있다.

최근 의학 연구를 보면 신체 활동이 없는 사람일수록 심근경색이 더 많이, 치명적인 수준으로 발생했다. 반대로 신체 활동이 활발한 사람은 심장마비가 올 확률이 낮을 뿐 아니라, 발생 후 생존율도 굉장히 높았다. 초기 심근경색의 심각성과 발병률 모두, 신체 활동이 없는 사람들보다 활발한 사람들이 더 낮았다.

거의 걷지 않는 사람들의 사망률은 자주 걷는 사람들의 거의 두 배에 가까웠다. 마찬가지로 스포츠를 멀리하는 사람들도 그렇지 않은 활발한 사람들에 비해 사망률이 두 배 가까이 높았다.

연구에 따르면, 거의 활동을 하지 않는 사람들이 신체 활동을 아주 조금만 늘린다면 심근경색으로 인한 사망률을 상당히 줄일 수 있을 것이라고 한다.

규칙적으로 운동하는 사람들은 그렇지 않은 사람들보다 심장 근육에 더 원활하게 혈액을 공급할 수 있다고 알려져 있다.

이와 같은 연구 보고서들은 공통적으로, 결국 규칙적인 운동이 심근경색이나 심장마비의 위험을 줄이는 데 매우 중요한 요소가 될 수 있다고 말한다.

남성과 여성의 심장마비

통계적으로 남성이 여성에 비해 심장마비를 더 많이 겪는다. 당뇨나 고혈압과 같은 원인이 있는 경우가 아니라면 완경 전의 여성들에게서 심장마비는 흔하게 나타나진 않는다. 하지만 완경 후의 여성들의 경우, 동일 연령대의 남성들과 대등한 빈도로 심장마비가 발생한다.

30대 이후 그리고 운동 소외 계층

신체 건강의 관점에서 봤을 때, 최근 의학 자료에서는 30대 이후의 운동은 그 이전에 하는 운동보다 더 중요하다고 말한다.

그럼에도 서른이 넘으면, 운동을 할 수 있는 기회가 거의 사라지게 되는 '운동 소외 계층'이 된다. 실제로 당사자는 알아차리기 힘들 수 있지만, 코치, 선생님, 또는 감독들은 무의식적으로 젊은 세대의 어린 선수들과 따로 훈련하도록 그들을 차별했다.

예를 들면, 가을의 어느 토요일 오후에 럭비 경기장을 방문해 보라. 거기에는 22명의 건장하고 다부진 몸의 선수들이 필드 안에 있으며, 나머지 80명 남짓의 인원은 사이드라인 바깥에 줄지어 있다. 그들과 함께 코치, 보조 코치, 트레이너, 장비 관리자 그리고 의사를 포함한 14명에서 20명의 스태프들도 있다. 스태프 각각은 선수들의 건강과 체력에 부단한 관심을 갖고 있다. 값비싼 장비들로 치장한 선수들은 모두 엄청난 시간, 돈 그리고 고도의 훈련을 투자한 결과물을 대표한다.

아니면 리틀 리그 야구 결승전에 가서 어린 선수들

이 얼마나 프로답게 플레이를 하는지 감상해 보라. 경기장은 메이저리그 야구장의 축소판이다. 장비와 코칭 기술은 빅리그를 본떠 만들어졌다. 수영, 육상, 테니스, 골프 그리고 다른 스포츠의 전문가 및 코치진들도 어린 선수들을 위해 엄청난 프로그램을 제공한다.

전문가 및 코치진들은 재능이 특출 나지 않은 어린 선수, 또는 경쟁을 심각하게 생각하지 않는 선수들에게 많은 시간을 투자하지 않음으로써 본의 아니게 차별한다.

코치들의 관심을 받지 못한 아이들이 고등학교와 대학교를 마치고 성인이 된다면 어떤 모습일까? 대개 운동량이 줄어들고 체중이 늘어 결국 신체적으로 건강하지 않은 경우가 많다. 다른 운동을 하더라도, 종종 특별한 장비와 시설이 필요하여 비싸고 불편할 수 있어 쉽게 접근하기 어렵다. 몇몇 체육 활동은 건강 유지에 적절한지, 또는 실질적인 도움을 주는지가 의문스럽기도 하다.

30대 이상을 위한 운동

30대 이상인 사람들이 주로 하는 운동은 골프, 볼링, 사냥, 헬스, 등척성 운동, 낚시 그리고 집 또는 헬스장에서의 맨손 체조 등이 있다.

유명한 컨디셔닝 운동 프로그램에서는 유연성을 강조하는 체조에 집중하는 반면, 지구력을 기르는 동작이 충분하지 않다. 하지만 30대 이상의 사람들에게는 적당한 강도의 주기적인 운동 프로그램이라면 어떤 것이든 신체적으로나 심리적으로 도움이 된다.

운동 프로그램 시작 전 숙지해야 할
중요한 의학적 조언

7세부터 70세까지의 조거들은 조깅 프로그램이 건강을 증진하는 즐거운 방법이라는 것을 알게 되었다. 거의 대부분의 참가자들은 한치의 망설임 없이 그렇게 답했다. 그래도 조깅을 해서는 안 될 사람들이 있다.

이 책과 연결되는 연구의 일환으로 30대 이상의 성인을 대상으로 통제된 연구 프로그램을 실시했다. 참가자의 수를 한정하여 개개인에게 세심한 주의를 기울일 수 있었다. 12주짜리 프로그램으로, 30세에서 67세까지의 성인들이 각 그룹당 적게는 106명, 많게는 141명이 배정되었다. 운동 프로그램은 심장, 폐 그리고 순환계를 활성화시키는 것을 목표로, 적당한 강도에서 점진적으로 증가하는 걷기와 달리기로 구성되어 있으며 이

책 후반부에 소개되어 있다.

프로그램 참여에 앞서 지원자들은 건강검진을 받았다. 지원자 중 15퍼센트는 심장이나 폐에 약간의 문제가 있었으나 전문적인 의사의 진찰을 받지 않아 전혀 인지하지 못하고 있었다. 2퍼센트의 사람들은 조깅이나 어떠한 종류의 격렬한 운동도 악화시킬 수 있는 질병을 갖고 있어 아예 조깅을 하지 말라는 권고를 받았다. 많은 사람들이 이렇게 심각한 신체적 문제를 전혀 알지 못했다는 사실은 어떤 운동 프로그램을 시작하기 전에 의학적인 검사나 조언을 받는 것이 얼마나 중요한지를 다시 한번 상기시킨다.

주의: 대부분의 조거들은 일반적인 수준의 통증을 느끼는 것 외에 별다른 어려움 없이 조깅 훈련 일정을 따를 수 있지만, 일부 30대, 특히 30대 이상의 경우 특별한 지도 없이 운동하다가 잠재적인 위험이 발생할 수 있다. 만약 전문가의 감독하에 진행하는 조깅 프로그램에 참여하지 않고 혼자 조깅을 할 예정이면, 반드시 의사의 허락을 먼저 받아야 한다.

운동은 통증을 유발할 수 있다

조깅을 하는 동안 발생하는 대부분의 통증은 해롭지 않

다. 여러분이 평소 일반적인 활동 수준이나 체력 수준을 넘어서는 운동을 했다면 약간의 근육통을 느낄 수 있다. 단순한 운동이더라도, 오랜만에 했다면 불편함을 약간 느낄 수 있다. 건강한 몸이 되려면 복잡한 생리적 과정을 거쳐야 한다. 근육, 인대, 힘줄은 새롭게 가해지는 더 큰 압력에 적응해야 한다. 여유로운 여름을 보내고 풋볼을 하러 나왔을 때 뻐근한 무릎과 뻣뻣해진 근육, 또는 봄에 오랜만에 자전거로 멀리까지 다녀온 후에 느꼈던 종아리의 통증을 기억하는가? 만약 여러분이 평소보다 많은 운동을 했다면, 그 다음날 근육은 더욱 부드러워졌을 것이다. 이런 일반적인 통증은 지속적으로 운동을 하면 자연스럽게 낫는다. 나이가 들어도 일반적인 통증은 여전히 저절로 낫지만 그 과정은 점점 어려워지고 더뎌진다.

30대 이상이 겪는 일반적인 통증

대부분의 조거, 특히 30대 이상인 사람들은 프로그램을 시작하면서 약간의 찌릿한 통증을 경험하게 될 가능성이 크다. 오랫동안 다리와 등 근육을 쓰지 않아서 훈련 초반에 통증을 느낄 수 있다. 그건 당연하다. 걷는 동안에는 그 변화를 감지하지 못할 수 있다. 그러나 첫 러닝 프로그램이 느리고 짧았더라도 근육들은 그 하중을 버거워할 것이다. 이런 일이 일어나더라도, 대부분의 사람들은 스케줄대로 조깅을 지속해야 한다. 몸이 점점 좋아지면서 뻣뻣한 느낌과 통증은 차츰 사라질 것이다.

30대 이상의 사람들은 흔히 노화한 무릎이나 발목의 부상, 또는 예전 골절 부위 주변에 생기는 통증을 불평하곤 한다. 이러한 통증이 발생한다면, 조거의 리컨디셔닝 프로그램(73페이지)을 참고하여 적절하게 훈련량을 조절하면 된다.

만약 통증이 가벼운 정도가 아니거나 오래 지속될 경우에는 의사와 상담해야 한다.

4

이게 그 원칙이라는 것이다

이 책에 나오는 프로그램을 따른다면, 당신은 건강해짐과 동시에 지난 20여 년간 세계 정상급 육상 선수들을 통해 검증된 방법으로 운동하는 것이다.

믿거나 말거나, 군살이 좀 있긴 하지만, 당신의 몸은 세계적인 육상 선수와 똑같다. 단지 생리적으로 그들과 다른 차원에서 움직이고 있을 뿐이다.

세계적인 육상 선수는 당신보다 지구력이 강할 것이고, 속도도 빠를 것이며, 몸도 더 근육질이고, 심혈관계도 훨씬 효율적일 것이다. 육상 선수는 규칙적으로 오랜 기간 훈련했기 때문에 당연히 그래야만 한다. 그의 목표는 시합에서 이기는 것이다.

하지만 당신의 목표는 다르다. 당신은 육상 선수만큼 훈련을 많이 하지 않을 것이며, 트랙에서 엄청난 속도로 뛸 필요도 없다. 당신은 조깅으로 건강과 긍정적인 에너지를 얻기도 하고, 기분도 좋아지며, 건강한 다리와 탄력 있는 몸매를 얻을 수 있다. 여러 이유에서 이는 당신 자신에게도 또 가족에게도 좋은 일이다.

훈련 원칙

이제부터 훈련 원칙에 대해 설명하겠다. 이 원칙을 숙지하고 운동 스케줄을 시작해야 한다.

1. 혹사가 아닌 훈련: 이것이 조깅의 핵심 원칙이다. 절대로 전력을 다하지 말아야 한다. 사첼페이지의 조언에 따라 "그냥 편하고 느슨하게 돌아다니는" 연습을 하라. 육상 선수도 일 년 내내 훈련을 하지만, 전체 기간의 2퍼센트에 해당하는 시간만 전력을 다한다. 조거들은 결코 전력을 다하지 말아야 한다.

2. 고강도 후 저강도 원칙: 이 원칙은 삶의 이치와도 같은데, 오랫동안 열심히 일했다면 반드시

휴식을 취해야 한다. 힘들게 운동할수록 더 잘 쉬어야 한다.

다시 말하지만, 적당함이 핵심이다. 오리건대학교에서 지난 20여 년간 국내외 선수들을 훈련시킨 경험을 토대로 보면 육상 선수는 더욱 빠르고, 고통스럽지 않게 성장하기 위해 고강도 훈련일 다음날에는 반드시 저강도 훈련을 한다. 만성 피로는 무조건 피해야 한다.

앞에서 언급했듯이, 조거의 스케줄은 육상 선수 훈련의 축소판일 뿐이다. 예를 들면, 10-24킬로미터 거리를 뛰는 육상 선수는 고강도 훈련일을 월요일, 수요일 그리고 금요일로 잡을 수 있다. 화요일과 목요일은 저강도 훈련일로서 회복에 신경을 쓴다. 저강도 훈련은 1-3킬로미터 거리 정도의 가벼운 러닝과 걷기와 조깅의 혼합 그리고 스트레칭으로 이루어진다. 선수는 때로 토요일이나 일요일에 약간의 운동을 더하기도 한다.

조거라면, 건강 상태에 따라 운동 스케줄을 조정하라. 만약 당신이 오랜 기간 운동을 하지 않은 초보자라면, 고강도 훈련으로 총 800미터

이상을 뛰지 않는 것이 좋다. 회복 위주의 저강도 훈련일에는 5-10분 정도 걷기가 적당하다.

3. 점진적 자극: 적당함은 서서히 자극을 증가시키는 원칙의 기초가 된다. 1킬로미터를 3분 정도에 달릴 수 있는 육상 선수는 매일 같은 거리를 빠르게 2분 30초로 뛰는 연습만 해서 기록 단축을 준비하지 않는다. 불가능하진 않지만, 그렇게 밀어붙이는 뚝심과 결단력만으로는 목표에 다가가기 어렵다. 보다 확실하고 나은 방법은 건강한 생리학적인 지식을 갖추고 목표를 향해 매일, 매주, 매달 조금씩 나아가는 것이며, 이는 조거와 육상 선수 모두에게 동일하게 적용된다.

   자신의 능력 내에서 점진적으로 적당한 정도의 조깅을 한다면 당신의 몸은 충분히 단련될 것이다. 매일, 매주, 매달 조금씩 근육이 성장할 것이다.

   점진적 자극의 원칙은 과로를 방지하고 심장, 폐 그리고 신체의 다른 부분에 익숙하지 않은 부담이 가해지는 위험을 예방할 수 있다.

4. 취향 및 다양성: 운동은 흥미로워야 한다. 매일

같은 장소에서 같은 운동을 한다면 지루하고 흥미가 떨어질 수 있다. 그래서 가능한 한 다양한 운동을 포함시키는 것이 중요하다. 육상 선수의 훈련 프로그램에 빈칸이 있는 이유가 이것이다. 보통의 한 주 훈련 스케줄에서, 선수들은 자유롭게 트랙이나 언덕에서 빠르게 또는 느리게 뛰기도 하고, 특정 운동을 반복하는 등 그들의 발달 과정을 시험해 보기 위해 많은 것들을 시도한다. 이 책에 실린 조깅 스케줄도 다양한 방식의 운동을 알려줄 것이다.

5. 계획: 특정한 자세나 순서가 중요하기에 계획에 따라 운동을 해야 한다. 육상 선수들은 3개월 동안 매달 어떤 운동을 해야 하는지 잘 알고 있다. 하지만 그 계획은 유동적이어서 언제든지 수정할 수 있다. 계획에 따라 운동을 하는 것은 규칙성, 절제력 및 다양성을 기르는 데 도움을 준다.

6. 규칙성: 운동의 효과는 규칙성과 직접적인 연관이 있다. 한 주 걸러 한 주 운동하는 것은 규칙적으로 운동하는 것과는 명백히 전혀 다른 결과를 낳는다. 짧은 기간 동안만 운동하고 그

만두면 지속적인 건강 개선 효과는 전혀 나타
나지 않는다.

심장이 커진다는 것은 착각일 뿐이다

이쯤 되면 운동이 심장에 어떤 영향을 미치는지에 대해
확신이 필요할 것이다.

만약 아직도 운동을 통해 심장이 커진다는 오래된
속설을 믿고 있다면 잊어라. '큰 스포츠 심장'은 착각일
뿐이라고 오래전에 과학적으로 증명되었다.

대신, 운동 선수의 건강하고 다부진 심장을 부러워
하라. 운동 선수의 심장은 우리와 똑같은 방법으로, 또
는 이두박근을 만들듯, 규칙적인 운동을 통해 강해진
다. 그의 심장은 평균적인 30대 이상의 심장보다 훨씬
효율적으로 움직이며 일반인의 심장보다 훨씬 더 적게
일한다.

성인이 되도록 별다른 운동을 하지 않았더라도, 점
진적이고 규칙적으로 운동하면 심장을 손상시키지 않고
오히려 조금씩 개선시킬 수 있다.

5

조깅하는 법

조거들의 연령대나 건강 상태, 체형은 아주 다양하다. 조깅을 시작할 때 구사하는 기술 또한 다양하다. 하지만 조깅하는 방법보다, 조깅을 하기 시작했다는 사실에 더 초점을 맞추어야 한다. 실천은 항상 기술보다 중요하다.

첫째, 만약 '-하는 방법'에 대한 설명이 지겹고 몸이 근질거려서 밖에 나가고 싶은 욕구가 크다면 이 부분을 가볍게 훑어보거나 건너뛰어도 좋다. 조깅을 좀 더 주기적으로 하는 법을 터득하고 난 후에 다시 돌아와 즐겁게 설명을 읽을 수 있을 것이다. 자세를 개선시키려고 노력할 때 새롭게 조깅에 흥미를 느끼게 될 것이다. 그 때까지는 꾸준히 조깅을 하라.

하지만 만약 조깅을 제대로 알고 확신을 갖기 전까지 집 밖으로 한발짝도 나가기 싫다면, 아래의 몇 가지 팁을 참고하라.

1. 자세: 우선 반듯하게 서라. 그리고 그대로 조깅을 시작하라. 코치로서 육상 선수들과의 경험에서 걷거나 뛸 때, 올곧은 자세를 유지하는 것이 가장 좋은 자세임을 확인했다. 그렇게 하면 편하고 자유롭게 움직일 수 있다. 올곧은 자세란 가장 자연스럽고 편안한 상태로 가능한 한 허리를 펴는 것을 의미한다. 머리를 몸 중앙 라인에서 앞이나 뒤로 쏠리지 않게 올바르게 유지하라. 엉덩이는 가능한 한 '집어넣어야' 한다. 이 자세는 정수리에서부터 바닥으로 가상의 선을 그렸을 때 어깨와 엉덩이가 최대한 한 선 위에 있어야 한다. 만약 전신 거울이 있다면 보면서 자세를 점검하라. 가슴과 머리를 앞으로 내밀면 엉덩이가 뒤로 빠지는 게 보일 것이다. 조깅을 할 때 어깨를 뒤로 젖히고, 가슴

을 내미는 군대식 차렷 자세를 따라하지 마라. 그 자세를 유지하면 날개뼈 사이 근육에 통증이 생기고 허리가 불편할 수 있다. 그렇게 올바르지 않은 자세로 뛰면 안 써도 되는 허리 쪽 근육들을 과도하게 사용하게 된다. 이 자세는 척추 만곡증으로 알려져 있는데, 편하지도 않고 매력적이지도 않으며 조깅에도 전혀 도움이 되지 않는다. 우리는 군인이 아니니 하고 싶은 대로 해도 된다. 이렇게 생각하면 더 동기부여가 될 것이다. *추가 팁: 조깅을 할 때 고개를 들고 발끝을 보려는 본능적인 습성에 끌려가지 말아야 한다. 같이 뛰는 파트너에게 고개가 내려갈 때마다 알려 달라고 하고, 그에게도 똑같이 알려 주면 좋다. 조깅을 배우면서 자세를 교정하면 가장 큰 이득을 얻을 수 있다. 바른 자세를 갖추면 다른 신체 능력도 향상된다.

2. 팔 동작: 두 팔의 움직임은 당신이 앞으로 움직이는 데 리듬감을 더해 준다. 팔꿈치를 적당히 굽히고, 팔을 날개처럼 바깥으로, 또는 가슴에 지나치게 붙지 않게 자연스럽게 몸에서 떨어뜨리는 것이 올바른 위치다. 처음 시작할 때부터 신경 써서 팔의 적당한 위치를 잡아야 후에 장

거리를 달릴 때 피로감이 적다. 조깅할 때 팔을 엉덩이나 허리띠 높이로 두지 말아라.

3. 다리 동작: 곧게 서라. 다리는 엉덩이를 기준으로 움직임이 자유로워야 한다. 억지로 힘을 쓰기보다는 편해야 한다. 발목에 힘을 빼고, 무릎을 드는 느낌으로 다리를 들어 올린다. 발로 무릎 바로 아래의 땅을 디뎌야 한다. 발을 지나치게 뻗어 보폭을 너무 넓히지 말라.

4. 호흡: 믿거나 말거나, 많은 조거들이 "입을 벌리고 숨을 쉬어야 하나요?"라고 묻는다. 그렇다. 조깅 같은 적정량의 활동을 하고 있을 때는 많은 양의 공기를 빨아들이고 내쉬는 폐기관계 운동이 활발하게 이루어진다. 우아하게 코로만 호흡하며 조깅하면 그다지 멀리 가지 못할 것이다. 입을 열고 많은 양의 공기를 들이마시도록 하자.

올바른 발 사용법

이 부분은 가볍게 참고하라. 팔, 다리, 발에 지나치게 의식하기보다 조깅의 핵심 포인트인 편안함과 자유로움에 집중하라.

발 착지법: 올바른 발 사용법을 배우는 것은 조깅의 노하우이기도 하다.

발 착지법이란 조깅과 같은 움직임에서 발이 땅에 닿는 방식이다. 트랙이나, 잔디, 보도블록 등에서 발을 제대로 딛는 것은 일생 동안 편안하게 달리기를 할 수 있도록 하는 중요한 역할을 한다. 발 착지법을 제대로 익히면 부상이나 통증을 방지할 수 있다.

발 착지법에는 기본적으로 세 가지 방법이 있는데, 한 가지 방법만 따라할 필요는 없다. 각각의 방법을 다해 보고 가장 편안하고 효율적인 방법을 선택하라. 착지법의 종류는 다음과 같다.

1. 힐 스트라이크(뒤꿈치 착지): 뒤꿈치로 먼저 착지한 후, 발이 점차 앞으로 구르면서 앞꿈치로 땅을 차고 앞으로 나가는 방식이다. 뒤꿈치로 먼저 땅에 착지하면 뒤꿈치가 충격을 흡수하고, 발이 점차 굽혀지면서 압력이 고루 분산된다. 일반적으로 힐 스트라이크로 달릴 때 장거리에서 피로감을 가장 적게 느끼며, 전반적인 체력 소모량이 가장 적다고 알려져 있다. 대략 70퍼센트의 장거리 육상 선수들이 이 착지

법을 사용한다. 짧은 시간 연습하더라도, 이 방법이 가장 자연스러운 달리기 방법임을 느끼게 될 것이다.

2. 미드 풋 스트라이크(중간 발 착지): 이 착지법은 힐 스트라이크가 변형된 기법이다. 뒤꿈치가 아니라, 발바닥 중앙의 넓은 부분이 땅에 닿으면서 디딜 때의 충격을 완화시켜 전반적인 신체가 편안함을 느끼게 된다. 이 착지법을 할 때는, 발은 무릎의 바로 아래에 위치하여 땅을 빠르고 가볍게 디딘다. 억지로 발을 끌어내리지 말고 자연스럽게 발이 몸의 아래를 지나가도록 하며, 발을 재빠르게 들어 올려 다음 스텝을 준비한다. 대략 20퍼센트의 장거리 육상 선수들이 이 착지법을 사용한다.

3. 포어 풋 스트라이크(앞꿈치 착지): 앞꿈치로 먼저 착지한 후, 다음 스텝을 위해 떼기 전에 뒤꿈치까지 발이 안정적으로 땅을 딛는 방식이다. 본능적으로 자신이 이 착지법으로 뛰고 있다고 해서 너무 놀라지 마라. 특히, 어릴 때 이후로 달리기의 경험이 많지 않았다면 더욱 놀랄 필요는 없다. 어릴 적 달리면서 하는 놀이는

대부분 전력 질주이며, 빠르게 반응해야 하기 때문에 발 앞꿈치로 달리는 것이 당연했다. 남성보다 여성이 앞꿈치 착지법을 더 많이 사용하는 경향이 있다. 앞꿈치 착지법은 근육의 수축이 오랜 시간 동안 유지되어야 하기에 다른 두 착지법보다 통증을 유발할 가능성이 높다. 어떤 조거들에게는 수축과 이완이 번갈아 이루어지는 다른 두 방법에 비해 오히려 몸에 좋지 않은 부담을 줄 수 있다. 각 스텝을 디딜 때마다 무릎을 약간 더 굽히면 발 전체가 땅에 닿는 데 도움이 될 수 있다.

달리는 지면 (활주면)

주변에 넓은 잔디밭이 있고 출입금지 팻말이 없다면 그곳에서 조깅을 하라. 발목이나 무릎 관절에 무리가 가지 않으며, 조깅할 때 약간의 반발력을 제공하는 최고의 지면이다. 주변에 마땅한 잔디밭이 없다면, 올바른 신발을 신는다는 전제하에 어디서나 조깅이 가능하다. 여기에서 말하는 올바른 신발이란, 튼튼한 밑창과 지면 사이에 인공적인 부드러움을 제공하는 좋은 쿠션을 갖춘 것을 말한다.

신 스프린츠 또는 경골 과로성 골막염

초보 조거나 오랜 기간 휴식 후에 훈련을 다시 시작하는 육상 선수는 흔히 신 스프린츠 또는 경골 과로성 골막염으로 알려진 가벼운 통증으로 불편을 겪는다. 이것은 정강이 뼈의 통증에서 비롯되는데, 통증이 느껴지는 부위는 뼈의 앞쪽에서 나타나기도 하고 옆쪽을 따라 느껴지기도 한다. 이 부위를 눌렀을 때 통증이 느껴진다면 정강이 뼈 옆에 있는 결합조직에 미세한 파열이 생긴 것이다. 심각한 문제는 아니지만, 고통스럽다. 선수들은 이 정도 고통은 참고 견딘다. 보통 조거들은 통증이 가라앉을 때까지 며칠 동안 부드러운 지면에서 조깅을 하면서 회복해야 한다. 필요하다면 편안한 활동을 할 수 있을 때까지 며칠간 조깅 횟수를 줄여도 좋다.

최선의 예방책은 올바른 신발을 신는 것이다.

6

어디에서든 조깅하라

어느 나라에서도 조깅은 가능하다. 현관문만 열면 곧바로 조깅을 할 수 있다. 집을 나서자마자, 학교 운동장, 도심의 길거리, 해안가, 시골길 또는 텅 빈 부지와 같은 장소에서 자유롭게 조깅을 하라. 자전거 도로를 따라, 학교 트랙에서, 골프 코스 주변을 돌며, 공원을 가로지르며, 뒷마당에서, 체육관에서, 슈퍼마켓 주차장 등 어디서나 조깅을 할 수 있다.

날씨가 궂다면 실내에서 또는 집 주변에서 조깅을 하라. 출장 때도 조깅을 해 보라. 밖에서 조깅을 할 수 없다면 방 안에서 제자리 조깅을 하라.

긴 카펫이 깔린 호텔 복도는 조깅하기에 아주 좋은 장소가 될 수 있다. 육상 선수들은 여행 중에 호텔이나 모텔의 긴 복도에서 시합 전 가볍게 몸을 풀거나 자기 전에 조깅을 하기도 한다.

여기에 약간의 변화를 더해 제자리 조깅 대신 줄넘기를 하는 조거도 있다. 줄넘기가 조금 더 활동량이 크다. 줄넘기를 하면서 숨이 가빠지는 것을 보면 몸에 가해지는 자극의 정도를 느낄 수 있다.

비싼 의상은 필요 없다

조깅할 때의 복장은 가장 편해야 한다. 유행을 선도하는 값비싼 옷과 신발을 신을 필요가 없다. 갖고 있는 가장 편안한 옷이면 어느 것이나 괜찮다. 옷장과 서랍 안을 찾아보면 조깅을 하는 데 아무 문제 없는 옷들이 가득할 것이다.

날씨와 지역에 맞는 의상을 고르자

당연한 말이지만, 달릴 때 날씨와 지역에 맞는 의상을 입어야 한다. 보통 따뜻한 날씨일 때는 시원하게 입고, 추워지면 옷을 따뜻하게 입는다. 운동을 하면서 더워지면 하나씩 벗을 수 있도록 옷을 여러 겹 입는 게 이상적이다. 매우 추운 날에는 장갑이나 모자 또는 후드가 달린 옷을 잊지 말고 챙겨라. 체온 유지가 무엇보다 중요하다.

발에 잘 맞는 운동화를 신자

달릴 때 특히 발에 신경을 써야 한다. 그래야 오래도록 달릴 때까지 두 발이 몸을 잘 지탱할 수 있다. 따라서 운동화는 아주 중요한 아이템이다. 스포츠 제품을 전문으로 하는 많은 기업들은 특별히 트랙용이나 장거리 달리기용 운동화를 개발한다. 적당한 가격대의 운동화를 골라서 구입하도록 하자.

나이가 들수록, 우리의 발은 더 많은 쿠션이 필요하다. 달리기용 신발은 바닥에 잔 무늬가 있거나 얇은 고무 창이 덧대어져 있고 견고해야 한다.

7

체력 수준에 맞는 조깅 플랜

일반 성인의 체력 수준을 고려하여 크게 세 그룹으로 나누고, 각 그룹의 수준에 맞춘 조깅 플랜을 소개하겠다. 각 플랜은 참여하는 조거의 체력 수준에 맞게 시작하게끔 특별한 스케줄로 구성되어 있다.

각 플랜의 도입부에 있는 설명을 자세히 읽고, 어느 플랜을 따를지 결정하도록 하자.

플랜 A: 성인의 평균 체력 수준보다 낮으며 성인 남성의 약 10퍼센트, 성인 여성의 30퍼센트가 여기에 해당한다. 이들은 활동량을 서서히 올려야 한다. 플랜 A는 가장 평이한 수준에서 시작하는데, 플랜 A를 완전하게 소화할 수 있을 때 플랜 B로 올라가면 된다.

플랜 B: 연령대와 상관없이 대부분의 사람들에게 적당한 수준이다. 성인 남성의 약 80퍼센트, 성인 여성의 60퍼센트가 편하게 조깅을 시작할 때 선택할 수 있다.

플랜 C: 성인 남녀 공통으로 10퍼센트 정도의 사람들은 높은 수준의 체력을 갖고 있다. 플랜 C는 이 그룹의 사람들을 고려하여 전반적으로 강도 높은 프로그램을 제공한다.

훈련 과정 평가

조깅 프로그램의 효과를 극대화하려면, 꾸준히 또 주기적으로 훈련 과정을 평가해야 한다. 육상 선수와는 달리, 당신은 스스로가 코치이자 트레이너 역할을 모두 해내야 한다.

평가를 시작할 때 우선 자기 자신에게 솔직해지자. 심리적 맥박•과 실제 심박수를 측정하라.

혹시 자신감이 없어서 요구되는 훈련량보다 적게 하는 편인가? 만약 그렇다면 자신을 조금 더 밀어붙이는 노력을 해 보라.

반대로, 보통 자신이 소화하지 못하는 수준이면서

• psychological pulse. 심리적으로 체감하는 맥박.

불구하고 무리해서 밀어붙이는 편인가? 그렇다면 조금 더 자제하려 노력해 보자.

훈련을 꾸준하게 2-3개월 동안 지속해야만 신체 능력이 조금씩 향상된다는 것을 반드시 명심해야 한다. 시작할 때는 쉬엄쉬엄 하면서 과하게 훈련하지 않도록 하라. 꾸준하고 적당한 평생 운동 습관을 기르기 위해 훈련을 한다는 것을 항상 명심해야 한다.

평생이라는 단어가 핵심이다. 만약 운동에 일시적으로 차질이 생겼더라도 포기하지 마라. 이 책에 실린 스케줄은 그런 상황까지 감안하여 짜였다. 조깅을 놓지 마라.

훈련 차트

조깅의 묘미를 극대화하려면, 기록을 남겨야 한다. 아래와 같이 모든 것을 기록하라.

1. 훈련을 실행한 날의 총 훈련 거리를 기록하라.
2. 훈련을 거른 날에는 'X'라고 기록하라.
3. 간단한 훈련이나 스트레칭 또는 짧게 걷기만 했다면 'O'라고 적어라.
4. 선택적인 날인 토요일이나 일요일에 뛰었다면

'1 1/2, 2'처럼 뛴 거리를 숫자로 기록하라.

기억해야 할 것: 조깅 프로그램을 시작하기 전과 훈련을 시작한 후 매달 첫째날에 적당한 공간에 몸무게를 기록하면 좋다.

키:	전	후
몸무게		
허리둘레		
가슴둘레		
오른 허벅지 중간둘레		
엉덩이둘레		

	1월	2월	3월	4월	5월	6월	7월	8월	9월	10월	11월	12월
1												
2												
3												
4												
5												
6												
7												
8												
9												
10												
11												
12												
13												
14												
15												
16												
17												
18												
19												
20												
21												
22												
23												
24												
25												
26												
27												
28												
29												
30												
31												
총거리 (km)												

친구와 함께하는 조깅

가능하다면, 신체 능력이 비슷한 수준의 친구와 함께 조 깅하라. 그러나 무엇보다 조깅할 때 온전히 자신의 페이 스로 달리는 것이 중요하다. 만약 친구가 더 빠르게 뛰 고 싶어 한다면, 함께 속도를 유지하기보다 친구에게 더 멀리까지 달리라고 하라. 친구가 더 빨리 달리고 싶어 한다면, 자신의 목표 거리만큼 달리고 멈춰서 기다리는 것이 맞다. 당신이 친구가 있는 곳에 이르렀다면, 친구 는 충분한 휴식을 취해서 다시 함께 뛸 준비가 되어 있 을 것이다. 그에게 더 멀리까지 갔다가 다시 당신이 있 는 곳으로 돌아오게 해도 된다. 그리고 걷는 부분은 가 능하면 함께 즐겨라.

조깅은 결코 경쟁이 아니다. 정히 경쟁을 원한다 면, 집을 나서기 싫은 상황에서 느끼는 무력감을 상대로 경쟁하라.

플랜을 바꾸는 방법

언제든 플랜을 바꿀 수 있다. 필요에 의해서, 혹은 스스 로 솔직하게 평가한 컨디션을 토대로, 달리는 거리는 동 일하게 유지하며 다음 플랜으로 넘어가거나 전 플랜으 로 돌아가라. 예를 들어, 플랜 A에서 1.6킬로미터를 조킹하는 프로그램을 하고 있지만 조금 더 활발한 스케줄로 옮길 필요성을 느꼈다면, 플랜 B의 1.6킬로미터를 조깅하는 프로그램으로 옮겨라. 만약 플랜 B에서 플랜 A로 내려오고 싶다면, 원래 거리에 맞춰 플랜 A를 기준으로 달려라.

8

조거를 위한 리컨디셔닝 프로그램

여기에서 말하는 리컨디셔닝은, 질병 또는 근육통으로 인해 피치 못하게 정규 스케줄대로 하지 못할 경우에 조거들, 또는 육상 선수들이 따라야 할 가이드이다.

앞서 언급했듯이, 이 책에 실린 프로그램은 오리건 대학교 육상 선수들을 위한 훈련 프로그램의 축소판이다. 따라서 이 프로그램을 따르는 조거들은 발 통증, 아킬레스건 통증, 정강이 통증, 허리 통증이나 종아리 또는 허벅지 통증 같은 육상 선수들이 겪는 사소한 통증을 겪는다.

육상 선수 또는 조거가 부상 이후 다시 온전히 두 다

리를 사용할 수 있도록 했던 코치로서의 지난 20년의 경험을 아래의 재활법에 담았다. 체력 조건과는 무관하게 이 재활법을 활용할 수 있다.

1. 조깅의 골든 법칙을 지켜라: <u>훈련이지, 혹사가 아니다.</u>
2. 통증이 너무 심하지 않다면 계속 조깅하라. 멈추지 마라. 조깅을 계속하지 않는다면 오히려 통증이 재발할 것이다. 스케줄을 다시 2-3주 앞으로 당겨라. 훈련량을 줄이더라도 스케줄에 따라 꾸준히 운동하라. 만약 초보 조거라면 규칙 4를 따르라.
3. 부드러운 바닥에서 조깅하라. 자연의 쿠션이 있는 잔디 위는 폭신한 나뭇잎들이 충격을 흡수하고 불편감을 줄여 준다. 만약 부드러운 바닥을 찾기 어렵다면, 제대로 쿠션이 있는 신발을 신어서 바닥을 부드럽게 만들어라.
4. 만약 통증이 너무 심하거나 초보 조거라면, 스케줄에 따라 걷기까지만 하라.
5. 운동은 즐거워야 한다. 만약 통증이 너무 심하다면 1-2주 정도 완전하게 휴식을 취하는 것이

좋을 수도 있다. 스스로 자신의 통증 수준을 잘 판단해야 한다.

6. 급할수록 돌아가라. 필요한 만큼 리컨디셔닝 플랜을 충분히 따라라.

7. 정규 조깅 스케줄로 돌아갈 준비가 되었다면, 원래 플랜보다 낮은 수준의 플랜에서 시작하여 점점 올라가라. 절대 서두르지 마라. 앞으로 남은 인생 동안 충분히 체력을 기를 수 있다.

8. 만약 감기나 호흡기 질환 또는 그 외 질병에 걸렸다면 절대 조깅을 하지 마라. 컨디션이 완전히 회복되면, 원래 플랜보다 낮은 수준의 플랜으로 시작하라.

9. 의심되는 부분이 있다면 가장 먼저 의사와 상담하라. 만약 특이하거나 지속적인 통증이 있어도 의사를 찾아가라.

플랜 A, B, C에 동반되는 스트레칭

조깅은 심장과 폐를 강화하는 데 초점이 맞춰져 있긴 하지만, 조깅을 하다 보면 다른 근육들도 발달하게 된다. 주로 다리와 팔 근육, 둔근(엉덩이 근육)이 활발하게 쓰인다.

조깅과 함께 간단한 스트레칭을 해서 뭉친 목과 가슴, 배, 등근육의 긴장을 풀면 좋다. 다음의 스트레칭은 빠르게 당기는 움직임이 아니라, 점진적으로 간단하게 풀어 주는 동작들이다.

조깅이 계획되어 있지 않는 날에는 가볍게 걸으면서 운동을 따라해 보라. 조깅하는 날에는 조깅 중간에 숨을 고르며 걸을 때 진행해 보라.

1. 목의 긴장을 풀고 머리를 큰 원을 그리며 천천히 돌려라. 2-3회 반복하면서 목 주변의 긴장한 근육들을 풀어라. 대부분의 안 좋은 자세는 불필요한 긴장 때문이다.

2. 어깨를 귀 쪽으로 으쓱 끌어올린 후 앞뒤로 천천히 크게 돌리면서 등근육과 가슴근육을 풀어라. 이 동작을 2-3회 정도 반복하라.

3. 양 어깨 끝이 몸 앞에서 가까워지는 느낌으로 어깨를 움츠려 날개뼈 사이를 벌렸다가, 어깨를 다시 뒤로 젖혀 어깨뼈 사이를 좁혀라. 2-3회 정도 반복하라.

4. 걷는 동안 배를 앞으로 내밀었다가 다시 집어넣으면서 골반도 함께 움직이도록 하라. 2-3회

정도 반복하라.

위의 운동들을 조깅이 있는 날과 없는 날 모두, 걷는 동안 지속적으로 반복하라.

허리 통증

30대 이상의 사람들에게 허리 통증은 흔하다. 만약 나쁜 자세 때문에 근육이 틀어져서 아픈 거라면 아래의 운동이 도움이 될 것이다.

1. 꼿꼿한 허리: 등을 벽 또는 평평한 표면에 기대고 서라. 발 뒤꿈치를 벽에서 10센티미터 정도 떨어뜨린 후 무릎을 살짝 굽혀라. 이제 복부에 힘을 주고 골반을 앞으로 살짝 말아서 허리를 벽에 완전히 붙여라. 그 상태로 허리를 고정하고 복부에 힘을 주고 3-4걸음 정도 발만 걸어 나와라. 그다음 힘을 빼고 몸을 축 늘어뜨려라. 이 과정을 다섯 번 이내로 반복하라. 복부 근육 힘을 길러 줌으로써, 골반이 제자리를 찾고 자연스럽게 자세가 좋아질 것이다.

2. 꼿꼿한 허리 응용법: 등을 바닥에 대고 양 발을 뻗고 누워라. 그 상태로 복부 근육에 힘을 주

고, 허리가 뜨지 않도록 바닥으로 눌러라. 복부 근육을 긴장시킨 채로 천천히 다섯을 세라. 그러고 나서, 천천히 오른 무릎을 굽혀 세운 다음 몸 쪽으로 가져와라. 왼쪽 다리도 똑같이 하라. 이제 힘을 빼라. 이 과정을 다섯 번 이내로 반복하라.

3. 라운드 숄더: 이 운동으로 목과 어깨 근육의 유연성을 되찾을 수 있고, 자세도 더 좋아질 것이다. 바닥에 누워서 어깨와 목이 최대한 평평한 상태를 유지하도록 하고 팔 또한 쭉 펴라. 마치 무거운 무게를 들어올리듯 근육을 긴장시키며 서서히 양 팔을 들어올려라. 그러고 나서 무거운 무게를 들고 있는 듯 천천히 양 팔을 바닥으로 내려라.

높은 고도에서 조깅하기

고도가 신체에 어떤 영향을 끼치는지 모른 채 칠레나 가르톡, 티벳과 같은 곳으로 여행을 떠나 새로운 조깅 프로그램을 시작하지 마라.

사람들은 고도의 변화에 각기 다르게 반응한다. 일반적으로 해수면 고도에서부터 높은 고도로 이동했을 때 호흡 및 순환계에 막대한 부담이 가해진다. 시간이 지나면서 사람의 신체 시스템은 원래보다 산소가 적은 환경에 점차 적응한다. 적응하는 데 걸리는 시간은 사람마다 다르다.

산소가 매우 희박한 멕시코시티에서 개최되는 1968년 올림픽이 얼마 남지 않은 때, 그 환경에서 활발하게 움직여야 하는 선수들의 기량과 그런 환경이 선수들의 건강에 미치는 영향에 대한 보도가 쏟아져 나왔다. 생리학자들이나 코치들, 외과 의사들은 높은 고도가 선수들에게 어떤 복잡한 생리학적 영향을 미치는지에 대해 완벽하게 이해하지 못한다고 솔직하게 털어놨다.

몇몇 연구에 따르면 신체의 메커니즘상 선수들이 높은 고도에 완벽하게 적응하는 데 최소 6주가 필요하다고 한다. 그 시간이 지나면 선수는 과중한 부담을 느끼거나 억지로 노력하지 않아도 본인의 실력을 발휘할 수 있다. 예를 들어, 어느 육상 선수가 해발 114미터인 미국 오리건주 유진에서 1.6킬로미터를 2분 30-31초로 달린다면, 해발 1,828미터인 멕시코시티의 환경에 완벽하게 적응해야만 같은 수준으로 달릴 수 있다.

그리하여 칠레나 티벳과 같은 곳으로 여행을 떠날 예정이라면 지금 바로 조깅 훈련을 시작하려고 하지 마

라. 여행이 끝나고 원래 살던 곳의 고도로 다시 돌아올 때까지 기다려라.

만약 어느 정도 경력이 쌓인 조거라면, 자신의 루틴을 그대로 따라도 괜찮다. 단지 높은 고도에 위치한 국가를 방문할 때는 조깅 스케줄을 조금 축소하여 실시하라. 숨이 너무 차서 걸을 수밖에 없는 상황이 찾아오면 우선 너무 놀라지 말고 조깅을 시작했을 때의 상태로 돌아올 때까지 찬찬히 숨을 쉬면서 걸어라.

결론적으로, 고도에 대한 내성은 사람마다 각기 다르다. 산이 편한 사람이 있고 해수면 높이가 더 편한 사람도 있다. 또 어떤 사람들은 1,524미터 이상의 고도에서 전혀 적응할 필요가 없기도 하다. 따라서 고도의 변화를 겪어야 하는 조거들은 자신의 능력과 한계, 필요한 것들과 목표를 파악하여 거기에 조깅 프로그램을 맞추기를 권한다. 이는 아주 기본적인 운동 규칙임을 기억하라.

페이스 차트

육상 선수들은 트랙 안팎에서 훈련을 실시한다. 트랙 밖에서는 크로스컨트리를 주로 하면서 근력과 지구력을 기른다. 이 같은 훈련을 할 때, 운동 선수들은 거의 대부분 자신이 얼마나 빨리 뛰는지, 즉 페이스(정해진 거리를 달리는 데 걸리는 시간, 주로 1킬로미터 또는 1마일을 기준으로 한다)를 신경 쓰면서 뛰지 않는다. 하지만 트랙을 뛸 때는 완전히 다르다. 이때 페이스는 매우 중요하다. 선수들은 트랙에서 실제 시합을 하며 남들과 경쟁하기 때문에, 반드시 본인이 얼마나 빨리 뛰고 있는지 파악할 수 있어야 한다. 만약 너무 빠르거나 그의 능력 이상으로 빨리 뛴다면, '산소부채•'를 겪을 것이고 시합의 후반부에 기력이 다하면서 그 대가를 치를 것이다.

조거 또한 페이스에 대한 개념을 길러야 한다. 본인 한계 이상으로 빠르게 뛰기만 하는 조거도 산소부채를 지게 될 것이다. 페이스 차트는 어떻게 뛰어야 하는지 감을 잡도록 돕는다. 예를 들어, 적당히 걷는 페이스이기도 한, 1.6킬로미터를 15분 만에 주파하는 속도는, 28초 동안 약 50미터를 이동할 수 있다는 의미다. 오차 구간은 5초로, 이 속도로 달리려면 50미터 거리를 약 25-30초 사이에 주파하면 된다. 페이스에 대해 감이 잡히면, 그 조거의 50미터 페이스는 28초에 가까워질 것이다.

• 운동 중에 산소가 부족하게 되는 현상.

	1km 페이스	50m	100m	200m	400m	800m	1.6km (1마일)
페이스 1	9:20	0:28	0:56	1:52	3:45	7:30	15:00
		0:25	0:55	1:45	3:40	7:25	14:50
		-0:30	-0:60	-2:00	-3:50	-7:35	-15:10
	8:45	0:26	0:52	1:45	3:30	7:00	14:00
	8:07	0:24	0:48	1:37	3:15	6:30	13:00
페이스 2	7:30	0:22	0:45	1:30	3:00	6:00	12:00
	6:52	0:21	0:42	1:22	2:45	5:30	11:00
페이스 3	6:15	0:18	0:37	1:15	2:30	5:00	10:00
	5:37	0:17	0:34	1:08	2:15	4:30	9:00
페이스 4	5:00	0:15	0:30	1:00	2:00	4:00	8:00
페이스 5	4:22	0:13	0:26	53	1:45	3:30	7:00

* 9분 20초 페이스에는 5초 단위 오차 범위를 기재했다.
* 1킬로미터를 4분 21초보다 빠르게 뛰는 것은 조깅이 아니라 달리기다.

9

플랜 A

경험에 따르면 성인은 수년간 활동을 하지 않았더라도 높은 수준의 체력을 되찾을 수 있다. 그러나 체력을 되찾을 시간이 필요하다. 또한 현재의 신체 능력 또는 운동하기 부적합한 신체 상태에서도 시작할 수 있는 특별한 프로그램이 필요하다. 이 프로그램을 통해 인내심을 기를 기회를 얻을 수 있을 것이다.

　컨디셔닝 플랜을 선택할 때, 의욕만 넘치기보다 자신의 몸 상태를 솔직하게 평가해야 한다. 무리하게 시작하면 좌절을 겪거나 부상을 당할 수도 있다. 좋은 컨디션으로 시작하는 선수들도 더 높은 수준의 체력을 기르기 위해선 수개월의 시간이 걸린다.

플랜 A는 수년간 조거들을 대상으로 진행한 연구의 결과다. 이 플랜은 플랜 B에서 충분한 효과를 보지 못한 사람들에게 도움이 될 특별한 요소들이 있다.

플랜 A의 대상자

대체로 플랜 A의 조거들은 다음과 같다.

1. 주로 좌식 생활에 익숙한 비활동적인 사람. 교통 수단을 이용할 수 있다면 거의 걷지 않는 사람. 골프, 볼링, 테니스 등을 절대 하지 않는 사람. 하루 종일 책상 앞에 앉아 일하며 장시간 동안 움직이지 않아 심혈관계 기능이 비효율적인 사람. 이들은 체력을 향상시킬 수 있지만 반드시 천천히 시작해야 한다.

2. 질병 또는 사고에서 회복된 지 얼마 안 된 사람 또는 장시간 병상에 누워 있던 사람. 이들은 재활을 위해서 가벼운 운동을 자주 반복하라는 처방을 받기도 한다. 이들에게 이 가벼운 조깅 프로그램은 안성맞춤이다. 하지만 질병 또는 사고 이후 운동을 시작할 때는 반드시 의사의

허락을 먼저 받아야 한다.

(3) 권장 체중의 20퍼센트를 넘는 <u>과체중자</u>. 이들
이 플랜 A를 선택해야 하는 이유는 심혈관계가
원활하지 않을 수도 있기 때문이다. 또한 발,
관절, 다리 근육은 보다 활동적인 프로그램을
하기에 앞서 먼저 컨디셔닝 훈련이 필요하다.

미리보기

플랜 A를 마친 후, 일부 조거는 플랜 B로 넘어가 훨씬 더
높은 수준의 훈련을 진행한다. 어떤 조거는 전체 12주
프로그램을 완료하기 전에 플랜 B로 이동할 정도로 빠
르게 향상되기도 한다(플랜 변경에 대한 지침은 70페
이지를 참고). 반면 플랜 A 프로그램을 완료하고 새로워
진 체력 상태를 유지하는 것에 만족하는 조거도 있다.

조깅 프로그램은 조정할 수 있다. 만약 몸이 만들어
지는 속도가 느리다면 필요한 만큼 한 가지 플랜을 반복
하라. 빠르게 성장하며 더 강한 훈련에 대한 욕구가 차
오른다면 다음 단계 플랜을 한번 시도해 보라. 다만 체
력적으로 가능한 선에서만 조깅을 해야 한다.

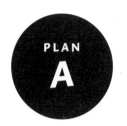

PLAN A 평균 이하 체력인 사람들을 위한 프로그램

1주 차

오랫동안 활동을 하지 않았다면 운동에 적응하는 데 시간이 걸릴 수 있다. 서두르지 말고 급할수록 돌아가라.

경험상, 첫 2주 동안 플랜 A 조거는 플랜 B를 수행하는 강도의 약 절반으로 일정을 무리 없이 소화할 수 있다.

고강도 후 저강도 원칙에 따라 매주 3번의 운동이 예정되어 있다. 플랜 B의 경우 매 운동마다 1.6킬로미터를 달리니, 플랜 A의 운동 거리는 그 절반인 800미터다.

만약 첫날 훈련이 너무 길어 보인다면 편한 만큼만 해도 좋다. 무리 없이 일정을 소화할 수 있게 되면 점차 거리를 늘려라.

만약 처음 두세 번의 운동이 너무 어려워 보인다면 조금 더 점진적인 컨디셔닝 프로그램이 필요할지도 모른다. 이런 경우 플랜 A 끝에 있는 114페이지 워커-조거Walker-Jogger 프로그램을 참고하라.

다음은 플랜 A의 첫 번째 운동을 시작할 때 기억해야 할 몇 가지 사항이다.

1. 일정은 월요일, 수요일, 금요일로 정해져 있지만, 요일은 선택할 수 있다. 원한다면 화요일, 목요일, 토요일로 변경해도 된다. 하루는 운동하고 다음날은 휴식을 취하는 '고강도 후 저강도' 원칙을 기억하라.

2. 적당한 속도로 시작하라. 거의 예외 없이, 대부분의 조거는 너무 빠른 속도로 시작한다. 그러고 나서 다음날 근육통으로 고생한다. 초보 조거에게 맞는 조깅 방식은 걷기보다 조금 빠른 속도로 느리게 달리는 것이다.

3. '대화 테스트'를 시도해서 자신에게 알맞은 속도를 찾아보라. 만약 50미터 정도 조깅을 하면서 옆 사람과 대화할 수 없을 정도로 숨이 찬다면 너무 빨리 달리고 있는 것이다. 대화가 가능

한 수준까지 속도를 줄이거나 걷도록 하라.

4. 심하게 지치지 않고 상쾌한 기분으로 운동을 마쳐야 한다. 첫날부터 무리하게 운동하면 근육통이 생긴다. 앞으로 많은 날을 즐겁게 운동하며 보낼 수 있음을 기억하라.

5. 훈련 차트에 그날의 성과를 기록하라.

페이스: ❶ = 100m 55-60초, 또는 50m 25-30초

월	(총 거리: 800m)	페이스
(1)	조깅 50m, 걷기 50m × 4회	❶
(2)	조깅 100m, 걷기 100m	❶
(3)	조깅 50m, 걷기 50m × 2회	❶

화	5-10분 산책 및 가벼운 스트레칭	

수	(총 거리: 800m)	페이스
(1)	조깅 50m, 걷기 50m × 4회	❶
(2)	조깅 100m, 걷기 100m	❶
(3)	조깅 50m, 걷기 50m × 2회	❶

목	5-10분 산책 및 가벼운 스트레칭	

금	(총 거리: 800m)	페이스
(1)	조깅 50m, 걷기 50m × 4회	❶
(2)	조깅 100m, 걷기 100m	❶
(3)	조깅 50m, 걷기 50m × 2회	❶

토	5-10분 평소와 다른 곳에서 걷기
일	5-10분 산책 및 가벼운 스트레칭

2주 차

앞서 언급했듯 이 스케줄은 수천 명의 조거와 오리건대학교에서 배출한 세계적인 육상 챔피언들의 훈련 패턴의 축소판이다.

조거와 선수의 훈련 패턴의 일부로, 플랜이 진행될수록 거리와 속도가 증가한다.

이번 주는 거리를 각 400미터씩 늘려 총 1.2킬로미터를 달릴 것이다. 다른 모든 것은 첫 번째와 동일하다.

플랜 A로 12주를 모두 마치면 제법 빠른 속도를 편안하게 유지하며 2.4킬로미터를 달릴 수 있을 것이다. 하지만 천천히 시작하라.

1. 만약 스케줄이 너무 빠듯하여 몸이 힘들고, 관절에 통증이 느껴져도 멈추지 않아야 한다. 이 문제는 반복될 것이다. 오히려 부드러운 바닥에서 달리는 거리나 속도를 줄이는 것이 통증을 완화하는 데 도움이 된다(73페이지 참조).
2. 일어날 수 있는 또 다른 통증은 근육 경련이다. 땀을 흘리면 염분이 빠져나가니 소금이 필요할 수 있다. 소금을 섭취하지 말라는 의사의 특별

한 지시가 없다면 소금을 조금 섭취한다.

3. 거리와 속도를 줄인 후에도 이 스케줄이 너무 힘들다면 그날은 그냥 쭉 걸어라. 2주차 스케줄을 마칠 때쯤 심리적 맥박을 확인하며 자신을 한번 돌아보라. 자신에게 솔직해야 한다. 스케줄을 소화하지 못하는 당신의 마음이 진심인가, 아니면 핑계인가? 워커-조거 프로그램을 다시 살펴보라. 훈련이지, 혹사가 아니다. 잊지 말자.

페이스: ❶ = 100m 55-60초, 또는 50m 25-30초

월	(총 거리: 1.2km)	페이스
(1)	조깅 50m, 걷기 50m × 4회	❶
(2)	조깅 100m, 걷기 100m × 2회	❶
(3)	조깅 50m, 걷기 50m × 4회	❶

화　5-10분 산책 및 가벼운 스트레칭

수	(총 거리: 1.2km)	페이스
(1)	조깅 50m, 걷기 50m × 3회	❶
(2)	조깅 100m, 걷기 100m × 3회	❶
(3)	조깅 50m, 걷기 50m × 3회	❶

목　5-10분 산책 및 가벼운 스트레칭

금	(총 거리: 1.2km)	페이스
(1)	조깅 50m, 걷기 50m × 4회	❶
(2)	조깅 100m, 걷기 100m × 2회	❶
(3)	조깅 50m, 걷기 50m × 4회	❶

토　5-10분 평소와 다른 곳에서 걷기
일　5-10분 산책 및 가벼운 스트레칭

3주 차

이번 주에는 거리를 1.6킬로미터로 늘리고 페이스도 살짝 올린다.

1. 이번 스케줄의 둘째 날에는 뉴질랜드 파틀렉 훈련을 진행한다. 뉴질랜드 파틀렉은 편안한 페이스로 꾸준히 조깅하는 것을 말한다. 아주 천천히 달려야 하는데, 아마도 여러분이 생각하는 것보다 더 느릴 것이다. 회복 조깅 페이스보다 더 느려야 한다. '대화 테스트'로 페이스를 확인해도 좋다.

   이번 주부터 주어진 날에 특정한 훈련을 수행하는 새로운 방식으로 진행된다. 매주 세 번 특별한 운동을 하게 될 것이다.

   ㄱ. 월요일에는 오직 인터벌•만 한다. (매번 다른 거리의 조깅과 걷기를 반복)

   ㄴ. 수요일에는 뉴질랜드 파틀렉을 한다. (천천히 꾸준한 조깅)

   ㄷ. 금요일에는 인터벌과 파틀렉을 함께 한다. 앞으로 10주 동안 모든 운동에서 이 루틴

• 빨리 걷기와 천천히 걷기를 시간 간격을 두고 반복 수행하는 것.

을 따라야 한다.

화요일, 목요일의 산책과 스트레칭도 잊지
말자.

페이스: ❶ = 100m 55-60초 / ❷ = 100m 45-50초

월 (총 거리: 1.6km) 페이스
(1) 조깅 50m, 걷기 50m × 4회 ❷
(2) 조깅 200m, 걷기 200m ❷
(3) 조깅 100m, 걷기 100m × 2회 ❷
(4) 조깅 50m, 걷기 50m × 4회 ❷

화 5-10분 산책 및 가벼운 스트레칭

수 (총 거리: 1.6km) 페이스
(1) 조깅 50m, 걷기 50m × 4회 ❷
(2) 100m 당 55-75초 페이스로 2-3분 동안 느린 파틀렉 조깅.
    휴식이 필요할 땐 걷고 다시 2-3분 조깅
(3) 조깅 50m, 걷기 50m × 4회 ❷

목 5-10분 산책 및 가벼운 스트레칭

금 (총 거리: 1.6km) 페이스
(1) 조깅 50m, 걷기 50m × 2회 ❷
(2) 조깅 100m, 걷기 100m ❷
(3) 2-3분 동안 지속적으로 파틀렉 조깅.
(4) 조깅 50m, 걷기 50m × 4회 ❷

토 5-10분 평소와 다른 곳에서 걷기
일 5-10분 산책 및 가벼운 스트레칭

거리는 1.6킬로미터이다.

지난주와 비슷하게 첫째 날은 인터벌 훈련, 둘째 날은 뉴질랜드 파틀렉, 셋째 날은 인터벌과 파틀렉을 둘다 실시한다.

여러분의 러닝 기법은 어떤가? 쉽고 자연스러운가? 만약 그렇지 않다면 앞에 있는 53페이지의 '조깅하는 법' 부분으로 돌아가 다시 읽어 보길 바란다.

진행 상황 차트에 그날의 성과를 기록하라.

4주 차   플랜 A

페이스: ❶ = 100m 55-60초 / ❷ = 100m 45-50초

월	(총 거리: 1.6km)	페이스
(1)	조깅 100m, 걷기 100m × 4회	❷
(2)	조깅 200m, 걷기 200m	❷
(3)	조깅 100m, 걷기 100m × 2회	❷

화	5-10분 산책 및 가벼운 스트레칭	

수	(총 거리: 1.6km)	페이스
(1)	조깅 100m, 걷기 100m × 2회	❷
(2)	2-3분 동안 느리게 파틀렉 조깅. 휴식이 필요할 땐 걷기.	
(3)	조깅 50m, 걷기 50m × 4회	❷

목	5-10분 산책 및 가벼운 스트레칭	

금	(총 거리: 1.6km)	페이스
(1)	조깅 50m, 걷기 50m × 2회	❷
(2)	조깅 100m, 걷기 100m	❷
(3)	2-3분 동안 느리게 파틀렉 조깅	
(4)	조깅 50m, 걷기 50m × 4회	❷

토	5-10분 평소와 다른 곳에서 걷기
일	5-10분 산책 및 가벼운 스트레칭

5주 차

이번 주는 운동하는 날마다 1.6킬로미터를 달린다. 이번 주의 훈련이 특히나 어렵게 느껴지는 분에게 몇 가지 팁을 남기자면, 다음 프로그램으로 넘어가는 대신 편안하게 이 훈련을 해낼 수 있을 때까지 반복하거나, 4주 차의 훈련을 다시 진행하라. 앞으로 나아갈 준비가 될 때까지 여기에 머무르도록 하라.

이번 주 훈련을 진행하면 이제 가장 짧은 거리가 100미터라는 것을 알아차릴 것이다. 50미터 인터벌 졸업을 축하한다.

옵션 프로그램: 지난 5주간의 훈련으로 체력이 향상되었을 것이다. 이제 매주 총 거리를 점진적으로 늘리도록 설계된 옵션 프로그램을 고려해야 한다. 토요일 또는 일요일에 긴 산책을 하거나 800미터-1.6킬로미터 정도를 가볍게 조깅한다. 조금 색다른 곳에서 휴일이라고 생각하고 달리자.

5주 차

페이스: ❶ = 100m 55-60초 / ❷ = 100m 45-50초

월	(총 거리: 1.6km)	페이스
(1)	조깅 100m, 걷기 100m × 2회	❷
(2)	조깅 200m, 걷기 200m × 2회	❷
(3)	조깅 100m, 걷기 100m × 2회	❷

화　5-10분 산책 및 가벼운 스트레칭

수	(총 거리: 1.6km)	페이스
(1)	조깅 100m, 걷기 100m × 2회	❷
(2)	2-3분 동안 느리게 파틀렉 조깅 후 걷기. 1회 반복	
(3)	조깅 100m, 걷기 100m × 2회	❷

목　5-10분 산책 및 가벼운 스트레칭

금	(총 거리: 1.6km)	페이스
(1)	조깅 100m, 걷기 100m × 2회	❷
(2)	2-3분 동안 느리게 파틀렉 조깅	
(3)	조깅 100m 걷기, 100m × 2회	❷
(4)	조깅 50m 걷기, 50m × 4회	❷

토　토요일 또는 일요일 중 하루만 옵션 프로그램을 진행
일　옵션 프로그램 또는 10분 산책 및 가벼운 스트레칭

6주 차

총 거리가 2킬로미터가 되도록 400미터를 추가한다.

페이스를 약간 올린다. 월요일 인터벌, 수요일 파틀렉, 금요일엔 인터벌과 파틀렉을 실시한다. 만약 통증이 점차 심해지면 73페이지의 리컨디셔닝 프로그램을 참고하라.

훈련 차트에 성과를 기록하는 것을 잊지 마라.

6주 차

페이스: ❷ = 100m 45-50초 / ❸ = 100m 35-40초

월　(총 거리: 2km)　　　　　　　　　　　　페이스
(1)　조깅 100m, 걷기 100m × 4회　　　　❷ 또는 ❸
(2)　조깅 200m, 걷기 200m × 2회　　　　❷ 또는 ❸
(3)　조깅 100m, 걷기 100m × 2회　　　　❷ 또는 ❸

화　5-10분 산책 및 가벼운 스트레칭

수　(총 거리: 2km)　　　　　　　　　　　　페이스
(1)　조깅 100m, 걷기 100m × 2회　　　　❷ 또는 ❸
(2)　3-4분 동안 느리게 파틀렉 조깅 후 걷기. 1회 반복
(3)　조깅 100m, 걷기 100m × 2회　　　　❷ 또는 ❸

목　5-10분 산책 및 가벼운 스트레칭

금　(총 거리: 2km)　　　　　　　　　　　　페이스
(1)　조깅 100m, 걷기 100m × 2회　　　　❷ 또는 ❸
(2)　3-4분 동안 느리게 파틀렉 조깅
(3)　조깅 200m, 걷기 200m　　　　　　　❷ 또는 ❸
(4)　조깅 100m, 걷기 100m × 2회　　　　❷ 또는 ❸

토　토요일 또는 일요일 중 하루만 옵션 프로그램을 진행
일　옵션 프로그램 또는 10분 산책 및 가벼운 스트레칭

7주 차

이번에도 2킬로미터를 달린다. 페이스는 지난주와 같다. 조깅 훈련이 없는 날에는 10-15분 걷고 스트레칭하는 것을 기억해야 한다. 서두르지 마라. 훈련이지, 혹사가 아니다.

7주 차   플랜 A

페이스: ❷ = 100m 45-50초 / ❸ = 100m 35-40초

월   (총 거리: 2km)   페이스
(1)   조깅 100m, 걷기 100m × 2회   ❷ 또는 ❸
(2)   조깅 200m, 걷기 200m   ❷ 또는 ❸
(3)   조깅 300m, 걷기 100m   ❷ 또는 ❸
(4)   조깅 100m, 걷기 100m × 4회   ❷ 또는 ❸

화   5-10분 산책 및 가벼운 스트레칭

수   (총 거리: 2km)   페이스
(1)   조깅 100m, 걷기 100m × 2회   ❷ 또는 ❸
(2)   3-4분 동안 느리게 파틀렉 조깅 후 걷기. 1회 반복
(3)   조깅 100m, 걷기 100m × 2회   ❷ 또는 ❸

목   5-10분 산책 및 가벼운 스트레칭

금   (총 거리: 2km)   페이스
(1)   조깅 100m, 걷기 100m × 2회   ❷ 또는 ❸
(2)   3-4분 동안 느리게 파틀렉 조깅
(3)   조깅 200m, 걷기 200m   ❷ 또는 ❸
(4)   조깅 100m, 걷기 100m × 2회   ❷ 또는 ❸

토   토요일 또는 일요일 중 하루만 옵션 프로그램을 진행
일   옵션 프로그램 또는 10분 산책 및 가벼운 스트레칭

8주 차

각 훈련의 총 거리는 2킬로미터이다.

지금쯤 여러분은 플랜 A가 너무 쉬워서 더 큰 도전을 원할지도 모르겠다. 그렇다면 현재 플랜 A에서 2킬로미터를 달리고 있으므로 같은 거리를 달리는 일정의 플랜 B로 이동하라. 과한 욕심으로 시작해 나중에 뒤처지는 아쉬움을 겪기보다는 항상 조심스럽게 시작하고 천천히 올라가는 편이 좋다. 만약 여러분이 플랜 B의 훈련 스케줄을 소화할 수 있는지에 대한 확신이 없다면 플랜 A에 2주 더 머물러라. 직접 판단하라.

옵션 프로그램은 토요일 또는 일요일 중 하루만 실시한다.

8주 차

플랜 A

페이스: ❷ = 100m 45-50초 / ❸ = 100m 35-40초

월　(총 거리: 2km)　　　　　　　　　　　　페이스
(1)　조깅 100m, 걷기 100m × 3회　　　　❷ 또는 ❸
(2)　조깅 200m, 걷기 100m × 2회　　　　❷ 또는 ❸
(3)　조깅 300m, 걷기 100m × 2회　　　　❷ 또는 ❸
(4)　조깅 100m, 걷기 100m　　　　　　　❷ 또는 ❸

화　5-10분 산책 및 가벼운 스트레칭

수　(총 거리: 2km)　　　　　　　　　　　　페이스
(1)　조깅 100m, 걷기 100m × 2회　　　　❷ 또는 ❸
(2)　3-4분 동안 느리게 파틀렉 조깅 후 걷기. 1회 반복
(3)　조깅 100m, 걷기 100m × 2회　　　　❷ 또는 ❸

목　5-10분 산책 및 가벼운 스트레칭

금　(총 거리: 2km)　　　　　　　　　　　　페이스
(1)　조깅 100m, 걷기 100m × 2회　　　　❷ 또는 ❸
(2)　3-4분 동안 느리게 파틀렉 조깅
(3)　조깅 200m, 걷기 100m × 2회　　　　❷ 또는 ❸
(4)　조깅 100m, 걷기 100m × 3회　　　　❷ 또는 ❸

토　토요일 또는 일요일 중 하루만 옵션 프로그램을 진행
일　옵션 프로그램 또는 10분 산책 및 가벼운 스트레칭

105

9주 차

400미터를 추가하여 각 훈련의 총 거리는 2.4킬로미터이다.

대략 6주 만에 처음으로 향상된 체력을 체감하며 들뜬 기분을 느끼게 될 것이다. 9주 차가 지나면 행복감은 배로 커질 것이다. 스케줄을 보라. 800미터로 시작해서 지금은 2.4킬로미터를 달리고 있으며 페이스도 상당히 빨라졌다. 심장은 필요한 운동량에 맞게 스스로 적응했고, 전반적인 체력 수준도 향상되었다. 또한 폐의 산소 흡수율이 증가하여 더 많은 양의 산소를 처리할 수 있다.

좀 더 힘을 내자. 훈련 차트에 성과를 기록하라.

9주 차

페이스: ❸ = 100m 35-40초

월	(총 거리: 2.4km)	페이스
(1)	조깅 100m, 걷기 100m × 3회	❸
(2)	조깅 200m, 걷기 100m × 2회	❸
(3)	조깅 300m, 걷기 100m × 2회	❸
(4)	조깅 100m, 걷기 100m × 2회	❸

화	5-10분 산책 및 가벼운 스트레칭

수	(총 거리: 2.4km)	페이스
(1)	조깅 100m, 걷기 100m × 2회	❸
(2)	파틀렉 조깅, 걸으며 회복 × 3회	❸
(3)	조깅 100m, 걷기 100m × 2회	❸

목	5-10분 산책 및 가벼운 스트레칭

금	(총 거리: 2.4km)	페이스
(1)	조깅 100m, 걷기 100m × 2회	❸
(2)	4-5분 동안 느리게 파틀렉 조깅	
(3)	조깅 100m, 걷기 100m × 4회	❸

토	토요일 또는 일요일 중 하루만 옵션 프로그램을 진행
일	옵션 프로그램 또는 10분 산책 및 가벼운 스트레칭

10주 차

각 훈련의 총 거리는 2.4킬로미터이고, 훈련 방식은 지난주와 거의 같다.

막바지 훈련 일정(12주)에 가까워질수록 스케줄은 안정기에 다다른다. 거리는 매주 동일하게 유지하되, 페이스만 변화를 준다.

이제 이 훈련은 여러분 능력의 한계에 가까워질 것이다. 2-3주 동안 같은 거리를 유지하며 이 정도의 체력을 유지할 것인지, 앞으로 나아가고 싶은지, 아니면 한 걸음 물러설지를 결정하는 과정에서 인내심을 기르게 될 것이다.

2주 후엔 결정해야 한다.

잊지 말고 훈련 차트에 성과를 기록하라. 훈련이지, 혹사가 아니다.

10주 차

페이스: ❸ = 100m 35-40초

월	(총 거리: 2.4km)	페이스
(1)	조깅 100m, 걷기 100m × 2회	❸
(2)	조깅 300m, 걷기 100m × 2회	❸
(3)	조깅 200m, 걷기 100m × 3회	❸
(4)	조깅 100m, 걷기 100m × 2회	❸

화	5-10분 산책 및 가벼운 스트레칭	

수	(총 거리: 2.4km)	페이스
(1)	조깅 100m, 걷기 100m × 2회	❸
(2)	4-5분 동안 느리게 파틀렉 조깅 후 걷기. 1회 반복	
(3)	조깅 100m, 걷기 100m × 2회	❸

목	5-10분 산책 및 가벼운 스트레칭	

금	(총 거리: 2.4km)	페이스
(1)	조깅 200m, 걷기 100m × 2회	❸
(2)	4-5분 동안 느리게 파틀렉 조깅	
(3)	조깅 100m, 걷기 100m × 2회	❸

토	토요일 또는 일요일 중 하루만 옵션 프로그램을 진행
일	옵션 프로그램 또는 10분 산책 및 가벼운 스트레칭

11주 차

다시, 각 훈련의 총 거리는 2.4킬로미터지만 페이스는 빨라진다. 이번 주 훈련을 잘 마치고 나면 앞으로 무엇을 할 것인지 생각해 보라.

화요일, 목요일의 걷기와 가벼운 스트레칭을 잊지 마라.

11주 차

페이스: ❸ = 100m 35-40초 / ❹ = 100m 25-30초

월 (총 거리: 2.4km) 페이스
(1) 조깅 100m, 걷기 100m × 2회 ❸ 또는 ❹
(2) 조깅 300m, 걷기 100m × 2회 ❸ 또는 ❹
(3) 조깅 200m, 걷기 100m × 2회 ❸ 또는 ❹
(4) 조깅 100m, 걷기 100m × 3회 ❸ 또는 ❹

화 5-10분 산책 및 가벼운 스트레칭

수 (총 거리: 2.4km) 페이스
(1) 조깅 100m, 걷기 100m × 2회 ❸ 또는 ❹
(2) 4-6분 동안 느리게 파틀렉 조깅 후 걷기. 1회 반복
(3) 조깅 100m, 걷기 100m × 2회 ❸ 또는 ❹

목 5-10분 산책 및 가벼운 스트레칭

금 (총 거리: 2.4km) 페이스
(1) 조깅 100m, 걷기 100m × 2회 ❸ 또는 ❹
(2) 조깅 200m, 걷기 100m × 2회 ❸ 또는 ❹
(3) 4-6분 동안 느리게 파틀렉 조깅
(4) 조깅 100m, 걷기 100m × 2회 ❸ 또는 ❹

토 토요일 또는 일요일 중 하루만 옵션 프로그램을 진행
일 옵션 프로그램 또는 10분 산책 및 가벼운 스트레칭

경쾌한 페이스로 2.4킬로미터를 달린다.

플랜 A의 마지막 주까지 포기하지 않고 달린 것을 진심으로 축하한다. 여기까지 잘 따라왔다면, 영원히 찾지 못하리라 생각했던 체력을 스스로 끌어올린 것이다.

이제 세 가지 선택지가 있다. 먼저 플랜 B로 올라가 더 높은 수준의 체력을 목표로 고강도 훈련을 이어 나갈 수 있다. 또한 현재의 수준을 유지할 수도 있고, 되돌아갈 수도 있다. 어떤 선택이 최선인지 스스로가 가장 잘 판단할 수 있다.

당신은 평생 지속할 수 있는 운동 습관을 기르려는 멋진 출발을 하고 있다. 어떤 차질을 겪게 되더라도 조깅 프로그램을 유연하게 조정하며 스스로 극복할 수 있을 것이다.

12주 차

페이스: ❸ = 100m 35-40초 / ❹ = 100m 25-30초

월	(총 거리: 2.4km)	페이스
(1)	조깅 100m, 걷기 100m	❸ 또는 ❹
(2)	조깅 200m, 걷기 100m × 2회	❸ 또는 ❹
(3)	조깅 300m, 걷기 100m × 3회	❸ 또는 ❹
(4)	조깅 100m, 걷기 100m × 2회	❸ 또는 ❹

화	5-10분 산책 및 가벼운 스트레칭	

수	(총 거리: 2.4km)	페이스
(1)	조깅 100m, 걷기 100m × 2회	❸ 또는 ❹
(2)	10-12분 동안 800m 조깅 후 걷기. 1회 반복	
(3)	조깅 100m, 걷기 100m × 2회	❸ 또는 ❹

목	5-10분 산책 및 가벼운 스트레칭	

금	(총 거리: 2.4km)	페이스
(1)	조깅 100m, 걷기 100m × 2회	❸ 또는 ❹
(2)	조깅 300m, 걷기 100m	❸ 또는 ❹
(3)	4-6분 동안 느리게 파틀렉 조깅	
(4)	조깅 100m, 걷기 100m × 2회	❸ 또는 ❹

토	토요일 또는 일요일 중 하루만 옵션 프로그램을 진행
일	옵션 프로그램 또는 10분 산책 및 가벼운 스트레칭

워커-조거WALKER-JOGGER 프로그램

워커-조거는 의사의 허락이 있음에도 조깅을 할 수 없는 사람을 말한다. 이런 사람들은 첫 운동에서부터 걷는 것보다 더 빠르게 움직일 수 없음을 깨닫는다. 보통 그 이유는 질병이나 부상으로 인해 약해졌거나 너무 오랜 기간 운동을 하지 않았기 때문이다.

오랫동안 축구로 인한 부상을 달고 살던 50대 중반의 한 남성을 예로 들면, 아주 느리게 조깅을 했는데도 부상이 악화되었고, 한쪽 무릎이 부었다. 통증이 운동의 즐거움을 앗아 갔다.

이런 경우 워커-조거 프로그램이 도움이 될 것이다. 원리는 일반 조깅과 동일하다. 워커는 주어진 일정에 따라 훈련한다. 천천히 시작하여 점진적으로 거리를 늘리고 속도를 높인다. 걷고 휴식한다. 목표는 점진적인 긴장을 가해 심장과 폐 그리고 근육을 단련시켜 걷기가 편해지도록 하는 것이다. 이 프로그램에 따라 운동하면서 자신의 능력에 맞게 운동량을 늘리거나 줄여도 된다. 체력이 향상되면 자연스럽게 심장, 폐, 근육의 효율성도 높아질 것이다. 본 프로그램에 들어갈 수 있을 때까지 스스로 훈련해야 한다.

첫째 주 - 월, 수, 금 (변경 가능)

걷기 50m 30-60초 후 휴식 × 4회

걷기 100m 1-2분 후 휴식 × 2회

걷기 50m 30-60초 후 휴식 × 2회

둘째 주

걷기 50m 30-60초 후 휴식 × 4회

걷기 200m 1-2분 후 휴식 × 2회

걷기 50m 30-60초 후 휴식 × 2회

셋째 주

걷기 50m 30-60초 후 휴식 × 4회

걷기 400m 1-2분 후 휴식 × 2회

걷기 100m 1-2분 후 휴식 × 2회

걷기 50m 30-60초 후 휴식 × 2회

넷째 주

걷기 50m 30-60초 후 휴식 × 4회

걷기 200m 1-2분 후 휴식 × 2회

걷기 100m 1-2분 후 휴식 × 4회

걷기 50m 30-60초 후 휴식 × 4회

10

플랜 B의 대상자

많은 조거들이 플랜 A, 플랜 C보다는 플랜 B로 시작한다. 평균적인 체력 수준의 사람들이 더 많기 때문이다. 남성의 약 80퍼센트, 여성의 60퍼센트가 이 플랜으로 시작할 것이다.

플랜 B를 시작하는 사람들은 대부분 가끔 골프를 치러 다니기도 하고, 정원도 직접 가꾸며, 일상적인 집안일을 한다. 이들 중 10-15퍼센트 정도는 과체중이기도 하고 평소보다 많이 움직이면 금방 지친다.

체력을 키우려면 플랜 B의 제한적인 구조와 훈련 원칙이 필요하다. 이 원칙은 평균적인 사람들의 체력 수준에 맞춰져 있다.

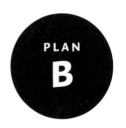

PLAN
B

평균적인 체력의 사람들을
위한 프로그램

1주차

각 훈련의 총 거리는 1.6킬로미터이다.

첫날 운동이 너무 길다면 편안한 만큼만 조깅한다. 첫 번째 운동을 무리 없이 할 수 있을 때까지 점차 거리를 늘린 후 규칙적인 계획에 따르도록 한다.

만약 두세 번의 운동 후에도 여전히 어렵다면 실제 체력 수준을 과대평가한 것일 수 있다. 그렇다면 플랜 A를 몇 주 더 진행하는 것을 고려해 본다. 체력을 기르고 나서 플랜 B로 돌아와도 된다.

플랜 B의 첫 번째 운동을 시작하며 명심해야 할 몇 가지 사항이 있다.

1. 일정은 월요일, 수요일, 금요일로 정해져 있지

만, 요일은 선택할 수 있다. 원한다면 화요일, 목요일, 토요일로 변경해도 된다. 하루는 운동하고, 다음날은 휴식을 취하는 '고강도 후 저강도' 원칙을 기억하라.

2. 적당한 속도로 시작하라. 거의 예외 없이, 대부분의 조거가 너무 빠른 속도로 시작한다. 그럼 다음날 근육통이 생긴다. 초보 조거에게 맞는 방식은 걷기보다 조금 빠른 속도로 느리게 달리는 것이다.

3. 자신에게 알맞은 속도를 찾는 '대화 테스트'를 시도해 보라. 만약 50미터 정도 조깅을 하면서 옆 사람과 대화할 수 없을 정도로 숨이 찬다면 너무 빨리 달리고 있는 것이다. 대화가 가능한 수준까지 속도를 줄이거나 걷도록 해라.

4. 진행 상황 차트에 성과를 기록한다.

5. 지나치게 피로하지 않고, 기분 좋게 운동을 끝내는 것이 핵심이다.

훈련이지, 혹사가 아니다.

1주 차   플랜 B

페이스: ❶ = 100m 55-60초, 또는 50m 25-30초

월	(총 거리: 1.6km)	페이스
(1)	조깅 50m, 걷기 50m × 4회	❶
(2)	조깅 100m, 걷기 100m × 4회	❶
(3)	조깅 50m, 걷기 50m × 4회	❶

화   5-10분 산책 및 가벼운 스트레칭

수	(총 거리: 1.6km)	페이스
(1)	조깅 50m, 걷기 50m × 3회	❶
(2)	조깅 100m, 걷기 100m × 5회	❶
(3)	조깅 50m, 걷기 50m × 3회	❶

목   5-10분 산책 및 가벼운 스트레칭

금	(총 거리: 1.6km)	페이스
(1)	조깅 50m, 걷기 50m × 2회	❶
(2)	조깅 100m, 걷기 100m × 6회	❶
(3)	조깅 50m, 걷기 50m × 2회	❶

토   5-10분 평소와 다른 곳에서 걷기
일   5-10분 산책 및 가벼운 스트레칭

각 훈련의 총 거리는 1.6킬로미터이며, 페이스는 보통이다. 앞서 말했듯, 이 프로그램은 조거 수천 명의 경험뿐만 아니라 수많은 국제 및 국내 육상 챔피언을 배출한 오리건대학의 훈련 패턴을 축소한 것이다.

조거와 러너 모두를 위한 패턴의 일부로, 거리와 페이스가 점진적으로 늘어나도록 계획되었다. 플랜 B에서는 2주마다 거리와 페이스가 늘어나고, 12주 차에는 4킬로미터를 편하게 달릴 수 있게 된다.

1. 만약 스케줄이 너무 빠듯하여 몸이 힘들고 관절에 통증이 느껴져도 멈추지 않아야 한다. 이 문제는 반복될 것이다. 오히려 부드러운 바닥에서 달리거나 속도를 줄이는 것이 통증을 완화하는 데 도움이 된다(73페이지 참조).

2. 일어날 수 있는 또 다른 통증은 근육 경련이다. 땀을 흘리며 염분이 빠져나가니 소금이 필요할 수 있다. 소금을 섭취하지 말라는 의사의 특별한 지시가 없다면 소금을 조금 섭취한다.

3. 거리와 속도를 줄인 후에도 이 스케줄이 너무

힘들다면, 그날은 그냥 쭉 걸어라. 2주차 스케줄을 마칠 때쯤 심리적 맥박을 확인해 보며 자신을 한번 돌아보라. 자신에게 솔직해야 한다. 플랜 B를 유지할 것인가 아님 플랜 A로 돌아갈 것인가?

훈련이지, 혹사가 아니다.

2주 차

페이스: ❶ = 100m 55-60초 / ❷ = 100m 45-50초

월   (총 거리: 2km)   페이스

(1)   조깅 50m, 걷기 50m × 4회   ❶ 또는 ❷

(2)   조깅 100m, 걷기 100m × 2회

(3)   조깅 200m, 걷기 200m × 2회

(4)   조깅 100m, 걷기 100m × 2회

화   5-10분 산책 및 가벼운 스트레칭

수   (총 거리: 2km)

(1)   100m를 약 56초 안에 달린다. 한 시간에 6.4km를 달릴 수 있는 페이스다. 이 페이스로 얼마나 오랫동안 편하게 달릴 수 있는지 확인한다. 걸으며 회복하고, 필요한 만큼 반복한다.

목   5-10분 산책 및 가벼운 스트레칭

금   (총 거리: 2km)   페이스

(1)   조깅 100m, 걷기 100m × 4회   ❷

(2)   일정한 페이스로 조깅 300m (2분 48초안으로), 필요한 만큼 걷기.   ❶

(3)   조깅 100m, 걷기 100m × 4회   ❷

토   5-10분 평소와 다른 곳에서 걷기

일   5-10분 산책 및 가벼운 스트레칭

3주 차

각 훈련의 총 거리는 2킬로미터이고, 페이스는 빨라진다.

1. 이번 주부터 새로운 방식으로 진행하는데, 주어진 날에 특정한 훈련을 수행한다. 매주 세 번 특별한 운동을 하게 될 것이다.

   a. 월요일에는 오직 인터벌만 한다. (매번 다른 거리의 조깅과 걷기를 반복.)

   b. 수요일에는 천천히 뉴질랜드 파틀렉을 한다.

   c. 금요일에는 인터벌과 파틀렉을 둘 다 한다. 앞으로 10주 동안 모든 운동에서 이 루틴을 따라야 한다.

2. 이번 주 수요일에 첫 번째 뉴질랜드 파틀렉을 시도한다. 파틀렉은 편안한 페이스로 꾸준히 조깅하는 것을 말한다. 아주 천천히 달려야 하는데 아마도 여러분이 생각하는 것보다 더 느릴 것이다. 인터벌의 회복 조깅 페이스보다도

더 느려야 한다. '대화 테스트'로 페이스를 확인해도 좋다.

3. 옵션 프로그램: 지난 3주간의 훈련으로 체력이 향상되었을 것이다. 이제 매주 총 거리를 점진적으로 늘리도록 설계된 옵션 프로그램을 고려해야 한다. 토요일 또는 일요일에 긴 산책을 하거나 1.5-3킬로미터 정도를 가볍게 조깅한다. 조금 색다른 곳에서 휴일이라고 생각하고 달리자. 화요일, 목요일의 산책과 스트레칭도 잊지 말자.

훈련이지, 혹사가 아니다.

3주 차   플랜 B

페이스: ❶ = 100m 55-60초 / ❷ = 100m 45-50초 / ❸ = 100m 35-40초

월	(총 거리: 2km)	페이스
(1)	조깅 100m, 걷기 100m × 4회	❸
(2)	조깅 200m, 걷기 200m × 2회	❸
(3)	조깅 300m, 걷기 300m	❸
(4)	조깅 100m, 걷기 100m	❷ 또는 ❸

화	5-10분 산책 및 가벼운 스트레칭

수	(총 거리: 2km)	페이스
(1)	조깅 100m, 걷기 100m × 4회	❷ 또는 ❸
(2)	천천히, 일정한 페이스로 조깅. 필요할 땐 걷기. 다시 천천히 1.6km 조깅.	❶ 또는 ❷

목	5-10분 산책 및 가벼운 스트레칭

금	(총 거리: 2km)	페이스
(1)	조깅 100m, 걷기 100m	❸
(2)	조깅 300m, 걷기 300m	❸
(3)	조깅 200m, 걷기 200m	❸
(4)	400m 천천히 조깅을 이어간다. 필요할 땐 걷는다.	❶
(5)	조깅 100m, 걷기 100m × 4회	❷

토	토요일 또는 일요일 중 하루만 옵션 프로그램을 진행
일	옵션 프로그램 또는 10분 산책 및 가벼운 스트레칭

각 훈련의 총 거리는 2킬로미터이다.

운동은 지난주와 상당히 비슷하다. 첫날은 인터벌, 둘째 날은 뉴질랜드 파틀렉 그리고 셋째 날은 인터벌과 파틀렉을 둘 다 한다.

당신의 러닝 기법은 어떤가? 쉽고 자연스러운가? 만약 그렇지 않다면 53페이지의 '조깅하는 법' 부분을 다시 읽어 보길 바란다.

진행 상황 차트에 그날의 성과를 기록하라.

훈련이지, 혹사가 아니다.

4주 차 플랜 B

페이스: ❶ = 100m 55-60초 / ❷ = 100m 45-50초 / ❸ = 100m 35-40초

월 (총 거리: 2km) 페이스
(1) 조깅 100m, 걷기 100m ❷ 또는 ❸
(2) 조깅 200m, 걷기 200m ❷ 또는 ❸
(3) 조깅 100m, 걷기 100m ❷ 또는 ❸
(4) 1.2km동안 쉬지 않고 조깅. 필요한 만큼 걷기. ❶
(5) 조깅 100m, 걷기 100m ❷ 또는 ❸

화 5-10분 산책 및 가벼운 스트레칭

수 (총 거리: 2km)
(1) 쉬지 않고 조깅 (일정한 페이스로 파틀렉) 필요에 따라 중간중간 걷기. ❶ 또는 ❷

목 5-10분 산책 및 가벼운 스트레칭

금 (총 거리: 2km) 페이스
(1) 조깅 100m, 걷기 100m ❷ 또는 ❸
(2) 조깅 300m, 걷기 300m ❷ 또는 ❸
(3) 800m 천천히 조깅. 필요할 땐 걷기. ❶
(4) 조깅 100m, 걷기 100m × 3회 ❷ 또는 ❸

토 토요일 또는 일요일 중 하루만 옵션 프로그램을 진행
일 옵션 프로그램 또는 10분 산책 및 가벼운 스트레칭

각 훈련의 총 거리는 2.8킬로미터이다.

오리건대학 육상 선수들은 훈련을 실시할 때 감당할 수 있는 선에서 2주마다 거리와 페이스를 높인다.

마찬가지로 당신도 감당할 수 있다면 이 스케줄대로 운동을 하면서 2주마다 거리와 페이스를 높여야 한다. 늘어나는 거리와 빨라지는 페이스가 부담스럽다면 해낼 수 있을 때까지 현재의 프로그램을 유지한다. 급할수록 돌아가라.

통증이나 고통이 있는가? 통증을 해소하려면 73페이지 리컨디셔닝 프로그램을 참고하라.

훈련이지, 혹사가 아니다.

5주 차 플랜 B

페이스: ❶ = 100m 55-60초 / ❷ = 100m 45-50초 / ❸ = 100m 35-40초

월 (총 거리: 2.8km)   페이스
(1) 조깅 100m, 걷기 100m × 4회   ❷ 또는 ❸
(2) 조깅 300m, 걷기 300m   ❷ 또는 ❸
(3) 조깅 200m, 걷기 200m × 2회   ❷ 또는 ❸
(4) 조깅 100m, 걷기 100m × 3회   ❷ 또는 ❸

화 5-10분 산책 및 가벼운 스트레칭

수 (총 거리: 2.8km)
(1) 쉬지 않고 조깅 (일정한 페이스로 파틀렉) 필요에 따라 중간중간
걷기.   ❷ 또는 ❸

목 5-10분 산책 및 가벼운 스트레칭

금 (총 거리: 2.8km)   페이스
(1) 조깅 300m, 걷기 300m   ❷ 또는 ❸
(2) 조깅 200m, 걷기 200m × 2회   ❷ 또는 ❸
(3) 조깅 100m, 걷기 100m × 2회   ❷ 또는 ❸
(4) 1,100m 일정한 페이스로 파틀렉   ❶ 또는 ❷

토 토요일 또는 일요일 중 하루만 옵션 프로그램을 진행
일 옵션 프로그램 또는 10분 산책 및 가벼운 스트레칭

거리는 2.8킬로미터이다.

이번 주에는 새로운 운동 두 가지를 한다. (1) 스웨덴식 파틀렉과 (2) 조거 마일•(1.6km)에 참여하는 것이다.

스웨덴식 파틀렉을 하면서 기존 방식을 깨고 운동의 즐거움을 추가해 보는 것이다. 파틀렉은 스웨덴어로 '속도 놀이'라는 뜻이다. 놀듯이, 장난치듯 러닝을 즐긴다는 것이다.

스웨덴 파틀렉 훈련에서는 러너들이 레이스의 모든 요소를 적용하며 달린다. 짧고 빠르게 질주하며 다른 러너를 추월하거나 따라잡는다. 힘을 빼고 부드럽게 달리기도 하고, 페이스를 늦췄다가 다시 높이며 케이던스••를 끊임없이 변화시킨다. 킬로미터당 페이스가 3분 30초인 선수는 이 훈련을 한 시간 동안 지속할 수 있다.

두 번째 훈련 스케줄에서는 이 스웨덴 파틀렉을 진행하는데, 육상 선수들이 하는 방식과 똑같이 하면서 걷기도 병행할 것이다. 만약 스웨덴 파틀렉이 어렵다면 속도를 낮추고 꾸준히 지속할 수 있는 뉴질랜드 파틀렉을

• 트랙처럼 제한적인 공간을 달리며 페이스를 측정하는 훈련과는 달리, 1.6km를 달리며 페이스를 확인하는 중거리 훈련법.

•• 1분당 걸음 수.

진행한다.

세 번째 훈련 스케줄에서는 '조거 마일'을 달리며 자신의 페이스를 시험해 볼 수 있는 기회가 주어진다. '조거 마일'은 다른 조거의 기록을 깨는 경쟁이 아니다. 오히려 우리의 목표인 신체적 건강 증진을 달성하는 과정에서 체력이 얼마나 향상되고 있는지 시험해 볼 수 있는 활동이다. 1.6킬로미터의 목표 기록을 정하고 달린 후 그 목표에 얼마나 근접했는지 확인한다. 12-15분 안에 완주하는 페이스가 적당하다. 이 단계에서는 1.6킬로미터를 빠르게 10분 안에 완주해선 안 된다.

훈련이지, 혹사가 아니다.

페이스: ❷ = 100m 45-50초 / ❸ = 100m 35-40초 / ❹ = 100m 25-30초

월   (총 거리: 2.8km)   페이스
(1)   조깅 100m, 걷기 100m × 4회   ❷, ❸ 또는 ❹
(2)   조깅 300m, 걷기 300m   ❷, ❸ 또는 ❹
(3)   조깅 200m, 걷기 200m × 2회   ❷, ❸ 또는 ❹
(4)   조깅 100m, 걷기 100m × 3회   ❷, ❸ 또는 ❹

화   5-10분 산책 및 가벼운 스트레칭

수   (총 거리: 2.8km)
(1)   2.8km 쉬지 않고 조깅. 매우 빠른 페이스부터 매우 느린 페이스
       까지 속도를 변화시킨다. (다양한 페이스로 스웨덴 파틀렉)

목   5-10분 산책 및 가벼운 스트레칭

금   (총 거리: 2.8km)   페이스
(1)   약 10분, 12분 또는 15분으로 미리 정해 놓은 페이스
       (조거 마일)로 1.6km를 달린다.
(2)   조깅 200m, 걷기 200m × 2회   ❷, ❸ 또는 ❹
(3)   조깅 100m, 걷기 100m × 4회   ❷, ❸ 또는 ❹

토   토요일 또는 일요일 중 하루만 옵션 프로그램을 진행
일   옵션 프로그램 또는 10분 산책 및 가벼운 스트레칭

7주 차

각 훈련의 총 거리는 3.2킬로미터, 페이스는 더 빠르다.

　당신은 계속해서 다양한 운동을 하고 있다. 둘째 날에는 뉴질랜드 파틀렉과 스웨덴 파틀렉 중 하나를 선택할 수 있다. 플랜 B가 충분히 도전적인가? 플랜 C의 3.2킬로미터 구간이 현재 원하는 수준에 더 적합할 수도 있다.

　토요일 또는 일요일에는 옵션 프로그램을 잊지 말고 조깅 또는 산책을 해야 한다. 새로운 풍경을 맞이하며 즐겨라. 훈련 차트에 성과를 기록하라.

　훈련이지, 혹사가 아니다.

페이스: ❷ = 100m 45-50초 / ❸ = 100m 35-40초 / ❹ = 100m 25-30초

월   (총 거리: 3.2km)   페이스
(1)   조깅 100m, 걷기 100m × 3회   ❸ 또는 ❹
(2)   조깅 300m 후 걷다가 다시 조깅 100m × 2회   ❸ 또는 ❹
(3)   조깅 200m 후 걷다가 다시 조깅 100m × 4회   ❸ 또는 ❹
(4)   조깅 100m 걷기 100m × 3회   ❸ 또는 ❹

화   5-10분 산책 및 가벼운 스트레칭

수   (총 거리: 3.2km)
(1)   천천히 일정한 페이스로 달리기(뉴질랜드 파틀렉) 또는 다양한
       페이스로 달리기(스웨덴 파틀렉) 둘 중 하나를 선택하여
       3.2km를 달린다. 필요에 따라 중간중간 걷는다.

목   5-10분 산책 및 가벼운 스트레칭

금   (총 거리: 3.2km)   페이스
(1)   100-400-300-100m 조깅. 사이사이에 필요에 따라 걷기.

                                                      ❸ 또는 ❹
(2)   2.4km 천천히 일정한 페이스로 조깅. 필요에 따라 중간중간
       걷는다.   ❷ 또는 ❸

토   토요일 또는 일요일 중 하루만 옵션 프로그램을 진행
일   옵션 프로그램 또는 10분 산책 및 가벼운 스트레칭

8주 차

각 훈련의 총 거리는 3.2킬로미터이다.

오리건 육상 선수들의 훈련 전략은 다음과 같다.

1.   연습 경기가 2-3주마다 한 번씩 있다.
2.   연습 경기에서 선수는 절대 전속력으로 달리지 않는다. 대신 코치의 도움 아래 자기 능력의 약 75퍼센트 페이스를 선택한다.

우리는 이와 같은 전략을 사용하며 2-3주마다 한번 씩 '조거 마일'을 통해 스스로 테스트할 것이다. 연습 경기에서 절대 전속력으로 달리지 않는다. 조거 마일에서는 편안한 페이스로 움직이며, 대화 테스트로 페이스를 찾는다.

이제 훈련을 꾸준히 진행한 지 8주가 지났다. 새로운 것을 시도해 보면 어떨까? 이번 주 토요일이나 일요일에 언덕이 있는 곳에서 짧은 크로스컨트리에 도전해 보자. 기분 전환이 될 것이다. 그러나 너무 공격적으로 언덕을 달리면 안 된다. 천천히 해야 한다. 언덕을 뛰어 올라 가려면 어마어마한 에너지가 필요하다. 또한 평지에서 사용하지 않았던 새로운 근육을 써야 한다. 트랙 선수들의 경우, 언덕 달리기를 통해 근력과 지구력을 동시에 기르는 훈련을 한다. 또한 이 훈련으로 지겹도록 돌았던 트랙에서 잠시 벗어나기도 한다.

주의사항: 첫 오르막 훈련 후에는 1-2일 정도 약간의 뻣뻣함과 근육통이 있을 것이다. 가장 좋은 약은 조깅 프로그램을 계속 진행하는 것이다. 근육통은 심각한 것이 아니고, 훈련이 잘 되었다는 의미다. 만약 통증이 지속된다면 73페이지의 리컨디셔닝 프로그램을 참고하라.

훈련이지, 혹사가 아니다.

8주 차 　　　　　　　　　　　　　　　　 플랜 B

페이스: ❶ = 100m 55-60초 / ❷ = 100m 45-50초 / ❸ = 100m 35-40초 /
　　　　 ❹ = 100m 25-30초

월 　 (총 거리: 3.2km) 　　　　　　　　　　　　　 페이스
(1) 　 조깅 100m, 걷기 100m × 4회 　　　　　　 ❸ 또는 ❹
(2) 　 조깅 200m, 걷기 100m × 2회 　　　　　　 ❸ 또는 ❹
(3) 　 조깅 300m, 걷기 100m × 2회 　　　　　　 ❸ 또는 ❹
(4) 　 조깅 200m, 걷기 100m × 3회 　　　　　　 ❸ 또는 ❹

화 　 5-10분 산책 및 가벼운 스트레칭

수 　 (총 거리: 3.2km) 　　　　　　　　　　　　　 페이스
(1) 　 조깅 100m, 걷기 100m × 2회 　　　　　　　　 ❷
(2) 　 2.4-2.8km 천천히 일정한 페이스로 파틀렉. 필요한 만큼 걷기.
　　　　　　　　　　　　　　　　　　　　　　 ❶ 또는 ❷

목 　 5-10분 산책 및 가벼운 스트레칭

금 　 (총 거리: 3.2km) 　　　　　　　　　　　　　 페이스
(1) 　 1.6km 조거 마일. 본인의 페이스 표기
(2) 　 조깅 200m, 걷기 200m × 3회 　　　　　　 ❸ 또는 ❹
(3) 　 느린 조깅 400m 　　　　　　　　　　　　 ❶ 또는 ❷

토 　 토요일 또는 일요일 중 하루만 옵션 프로그램을 진행
일 　 옵션 프로그램 또는 10분 산책 및 가벼운 스트레칭

9주 차

각 훈련의 총 거리는 3.2킬로미터이다.

당신은 대략 6주 만에 처음으로 향상된 체력을 체감하며 들뜬 기분을 느끼게 될 것이다. 9주가 지나면 행복감은 배로 커질 것이다. 페이스 차트를 보면 이제 200미터를 거의 60초 안에 달리고 있다. 처음 시작은 90초였다. 엄청나게 발전한 것이다. 심혈관계의 탄력이 증가하여 심장이 더 효율적으로 뛰고 있고, 폐는 이제 더 많은 양의 산소를 관리할 수 있다. 축하한다.

진행 상황 차트에 성과를 기록하라.

훈련이지, 혹사가 아니다.

페이스: ❸ = 100m 35-40초 / ❹ = 100m 25-30초

월	(총 거리: 3.2km)	페이스
(1)	300-200-100m 조깅. 조깅 사이에 휴식을 위해 필요한 만큼 걷기 × 2회	❸ 또는 ❹
(2)	조깅 200m. 필요한 만큼 걷기 × 4회	❸ 또는 ❹
(3)	조깅 100m. 필요한 만큼 걷기 × 2회	❸ 또는 ❹

화	5-10분 산책 및 가벼운 스트레칭	

수	(총 거리: 3.2km)	페이스
(1)	2.4km 다양한 페이스로 파틀렉. 필요에 따라 걷기	
(2)	조깅 100m. 조깅 사이에 필요한 만큼 걷기 × 5회	❸ 또는 ❹

목	5-10분 산책 및 가벼운 스트레칭	

금	(총 거리: 3.2km)	페이스
(1)	조깅 200m. 조깅 사이에 필요한 만큼 걷기 × 2회	❸ 또는 ❹
(2)	조깅 400m. 조깅 사이에 필요한 만큼 걷기 × 2회	❸ 또는 ❹
(3)	800m 천천히 일정한 페이스로 파틀렉	
(4)	조깅 100m. 조깅 사이에 필요한 만큼 걷기 × 2회	❸ 또는 ❹

토	토요일 또는 일요일 중 하루만 옵션 프로그램을 진행
일	옵션 프로그램 또는 10분 산책 및 가벼운 스트레칭

각 훈련의 총 거리는 4킬로미터이다.

막바지 훈련 일정(12주)에 가까워질수록 스케줄은 안정기에 다다르게 된다. 거리는 매주 동일하게 유지하되, 페이스만 변화를 준다.

이제 점점 더 능력의 한계에 가까워질 것이다. 2-3주 동안 같은 거리를 유지하며 이 정도의 체력을 유지할 것인지, 앞으로 나아가고 싶은지, 아니면 한 걸음 물러설지를 결정하는 과정에서 인내심을 기르게 될 것이다. 2주 후엔 결정해야 한다.

조깅을 하지 않는 날에는 산책 및 스트레칭을 잊지 말자.

훈련이지, 혹사가 아니다.

10주 차

플랜 B

페이스: ❶ = 100m 55-60초 / ❷ = 100m 45-50초 / ❸ = 100m 35-40초 /
❹ = 100m 25-30초

월 (총 거리: 4km) 페이스
(1) 조깅 100m. 조깅 사이에 필요한 만큼 걷기 × 2회 ❸ 또는 ❹
(2) 조깅 600m. 조깅 사이에 필요한 만큼 걷기 ❸ 또는 ❹
(3) 조깅 400m. 조깅 사이에 필요한 만큼 걷기 × 2회 ❸ 또는 ❹
(4) 조깅 300m. 조깅 사이에 필요한 만큼 걷기 × 4회 ❸ 또는 ❹

화 5-10분 산책 및 가벼운 스트레칭

수 (총 거리: 4km)
(1) 다양한 페이스로 파틀렉. 필요에 따라 걷기

목 5-10분 산책 및 가벼운 스트레칭

금 (총 거리: 4km) 페이스
(1) 1.6km 조거 마일. 본인의 페이스 표기. 끝난 후 필요한 만큼
걷기 ❷, ❸ 또는 ❹
(2) 2km 일정한 페이스로 파틀렉. 필요한 만큼 걷기. ❶ 또는 ❷

토 토요일 또는 일요일 중 하루만 옵션 프로그램을 진행
일 옵션 프로그램 또는 10분 산책 및 가벼운 스트레칭

142

11주 차

총 거리는 4킬로미터이다.

    일부 조거는 자신의 신체 능력을 과대평가한다. 올라간 페이스가 너무 빠르거나 프로그램을 소화하기가 너무 힘들다면 2주 전(9주 차) 프로그램으로 돌아간다.

    토요일 또는 일요일의 옵션 프로그램을 기억한다.

    훈련 차트에 성과를 기록한다.

    훈련이지, 혹사가 아니다.

페이스: ❷ = 100m 45-50초 / ❸ = 100m 35-40초 / ❹ = 100m 25-30초

월	(총 거리: 4km)	페이스
(1)	조깅 100m. 조깅 사이에 필요한 만큼 걷기 × 4회	❷, ❸ 또는 ❹
(2)	조깅 400m. 조깅 사이에 필요한 만큼 걷기 × 2회	❷, ❸ 또는 ❹
(3)	조깅 300m. 조깅 사이에 필요한 만큼 걷기 × 2회	❷, ❸ 또는 ❹
(4)	조깅 200m. 조깅 사이에 필요한 만큼 걷기 × 4회	❷, ❸ 또는 ❹
(5)	조깅 100m. 조깅 사이에 필요한 만큼 걷기 × 4회	❷, ❸ 또는 ❹

화　5-10분 산책 및 가벼운 스트레칭

수　(총 거리: 4km)
(1)　다양한 페이스로 파틀렉. 필요에 따라 걷기

목　5-10분 산책 및 가벼운 스트레칭

금	(총 거리: 4km)	페이스
(1)	1.6km 조거 마일. 본인의 페이스 선택. 회복을 위해 걷기	❷, ❸ 또는 ❹
(2)	조깅 400m. 조깅 사이에 필요한 만큼 걷기 × 2회	❹
(3)	조깅 300m. 조깅 사이에 필요한 만큼 걷기 × 2회	❹
(4)	조깅 200m. 조깅 사이에 필요한 만큼 걷기 × 2회	❹

토　오늘 또는 일요일 중 하루만 옵션 프로그램을 진행
일　옵션 프로그램 또는 10분 산책 및 가벼운 스트레칭

훈련의 총 거리는 4킬로미터이다.

플랜 B의 마지막 주까지 포기하지 않고 달린 것을 진심으로 축하한다. 스케줄을 잘 따라왔다면, 영원히 찾지 못할 것이라 생각했던 체력을 스스로 끌어올린 것이다.

이제 세 개의 선택지가 있다. 먼저 플랜 C로 올라가 더 높은 수준의 체력을 위해 고강도 훈련을 이어 나갈 수 있다. 또한 현재의 수준을 유지할 수도 있고, 되돌아갈 수도 있다. 어떤 선택이 최선인지 스스로가 가장 잘 판단할 수 있을 것이다.

당신은 평생 지속할 수 있는 운동 습관을 기르려는 멋진 출발을 하고 있다. 어떤 어려움을 겪더라도 조깅 프로그램을 유연하게 조정하며 스스로 회복할 수 있을 것이다.

12주 차   플랜 B

페이스: ❷ = 100m 45-50초 / ❸ = 100m 35-40초 / ❹ = 100m 25-30초 /
       ❺ = 100m 20-25초

월 (총 거리: 4km)   페이스
(1) 조깅 100m. 조깅 사이에 필요한 만큼 걷기 × 2회   ❸, ❹ 또는 ❺
(2) 조깅 400m. 조깅 사이에 필요한 만큼 걷기 × 3회   ❸, ❹ 또는 ❺
(3) 조깅 300m. 조깅 사이에 필요한 만큼 걷기 × 3회   ❸, ❹ 또는 ❺
(4) 조깅 200m. 조깅 사이에 필요한 만큼 걷기 × 3회   ❸, ❹ 또는 ❺

화 5-10분 산책 및 가벼운 스트레칭

수 (총 거리: 4km)   페이스
(1) 일정한 페이스로 파틀렉   ❶, ❷ 또는 ❸

목 5-10분 산책 및 가벼운 스트레칭

금 (총 거리: 4km)   페이스
(1) 1.6km 조거 마일. 본인의 페이스 선택   ❷, ❸ 또는 ❹
(2) 1.6km 원하는 거리만큼 나눠서 인터벌   ❷, ❸ 또는 ❹
(3) 800m 다양한 페이스로 파틀렉   ❶, ❷, ❸, ❹

토 토요일 또는 일요일 중 하루만 옵션 프로그램을 진행
일 옵션 프로그램 또는 10분 산책 및 가벼운 스트레칭

11

플랜 C의 대상자

플랜 C는 다른 플랜보다 관대하다. 빠른 회복력을 가진 활동적인 사람들을 위해 특별히 설계되었다. 경험에 따르면 이 그룹은 플랜 A와 플랜 B처럼 제한된 체계가 필요하지 않다. 플랜 C의 조거들은 활동적이다. 주로 사냥, 낚시, 스키 등 격렬한 실외 스포츠에 즐기며 체력이 평균 이상이다. 플랜 C를 통해 더 큰 활력과 자신감을 갖고 이 모든 스포츠를 즐길 수 있을 것이다.

본능을 믿어라

아마 이 프로그램에 해당하는 사람들은 이미 규칙적으

로 달리고 있을 것이다. 계속하면 된다. 당신의 타고난 본능이 당신이 필요로 하는 프로그램으로 이끌었을 것이다. 그럼에도 이 책의 훈련 원칙은 당신이 놓치고 있는 것을 알려 줄 수 있다.

예를 들어, 트랙이나 체육관 또는 다른 제한된 장소에서 달리고 있다면, 그곳을 벗어나 야외에서 달려라. 만약 야외 달리기의 자유를 이미 즐기고 있다면 일정한 거리를 달리면서 스스로를 조금 더 엄격하게 훈련하라.

주의 사항: 새로운 것을 시도하는 설렘 속에서 거리와 페이스를 너무 많이 늘리거나 줄이지 않도록 주의한다. 아침에 일어나 몸이 뻣뻣하거나 아플 수도 있고, 스케줄이 너무 쉬워 재미를 잃을지도 모른다.

만약 새로운 스케줄로 바꾸고 나서 부상과 통증이 생기면 73페이지에 나오는 '리컨디셔닝'의 지침을 따르도록 한다.

일정과 조깅 프로그램을 어떻게 조합할 것인가

만약 일정을 정해 놓고 운동하지 않았다면, 진행 상황을 가늠할 수 있는 한 가지 방법은 어떤 기분이었는지를 보는 것이다. 더 유용한 방법은 앞으로 일주일 동안 매일 계획을 작성하는 것이다. 정확히 얼마나 달렸는지 모른다면 근사치를 적는다.

다음 계획을 고려한다.

1. 평소처럼 일주일에 이틀은 꼭 달린다.
2. 다른 날에는 같은 거리를 다른 패턴으로 대신한다. 야외에서 달렸다면 인터벌을 하고, 인터벌을 했다면 야외 달리기를 한다.
3. 2주 동안 달리는 거리를 800미터 이상 늘리거나 줄이지 않는다.
4. 이제까지 매일 달리기를 했지만, 격일 패턴(고강도 후 저강도 원칙)의 효과를 테스트하고 싶다면 서서히 이 방식을 적용한다. 며칠 동안 변화된 스케줄에 집중하여 저강도의 날에는 운동량을 줄이고 반대로 고강도의 날에는 늘려라.

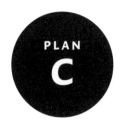

PLAN C

평균 이상 체력의 사람들을 위한 프로그램

1주 차

이번 주는 각 훈련마다 1.6킬로미터를 달린다. 당신은 건강해서 아마 더 많은 것을 할 수 있겠지만 의도적으로 거리를 짧게 했다. 만약 주기적으로 이 거리 이상을 달리고 있더라도 원칙을 숙지하는 차원에서 짧은 거리를 시도하도록 하라. 하지만 운동을 끝내기 전에 마무리로 '자유로운 달리기'를 한다.

다음의 사항을 참조하라.

1. 고강도 후 저강도 원칙에 따라 스케줄을 진행한다. 하루는 열심히 달리고, 다음날은 쉬엄쉬엄 달린다. 매일 운동하는 것은 추천하지 않는

다. 세계 챔피언을 포함한 조거와 러너는 매일 격렬한 훈련을 하면 만성피로가 생기는 것을 경험적으로 알 수 있었다.

2. 매주 최소 3일은 힘든 날이다.
   ㄱ. 월요일에는 인터벌 훈련만 한다. (조깅과 걷기를 반복)
   ㄴ. 수요일에는 뉴질랜드 파틀렉(천천히 일정한 페이스로 조깅) 또는 스웨덴 파틀렉(점차 느리거나 점차 빠르게 페이스를 다양하게 변화를 준다)
   ㄷ. 금요일에는 인터벌과 파틀렉을 결합하여 진행한다.

3. 플랜 A, B의 조거들보다 더 빠른 페이스로 조깅할 수 있지만, 그들과 마찬가지로 페이스를 테스트하자. '대화 테스트'를 시도한다. 처음 50미터 또는 100미터를 달리면서 옆 사람과 대화할 수 없을 정도로 숨이 찬다면 너무 빨리 달리고 있는 것이다. 대화가 가능한 수준까지 속도를 줄이거나 걷도록 해라. 훈련이지, 혹사가 아니다.

4. 월요일, 수요일, 금요일로 일정이 정해져 있지

만 의무는 아니다. 개인의 스케줄에 따라 화요일, 목요일, 토요일에 진행해도 좋다. 하루는 운동을 하고 다음 날은 휴식을 취하는 '고강도 후 저강도' 원칙을 기억하자.

5. 조깅의 원리와 기타 세부 사항을 자세히 알고 싶다면 시간을 내어 117페이지의 플랜 B 설명을 읽어라.

6. 훈련 차트에 성과를 기록하는 것을 잊지 말자.

페이스: ❶ = 100m 55-60초 또는 50m 25-30초 / ❷ = 100m 45-50초 /
　　　　❸ = 100m 35-40초

월	(총 거리: 2km)	페이스
(1)	조깅 50m, 걷기 50m × 4회	❷
(2)	조깅 100m, 걷기 100m × 4회	❷
(3)	조깅 50m, 걷기 50m × 4회	❷

화　휴식하는 날. 산책 또는 가벼운 스트레칭.

수	(총 거리: 2km)	페이스
(1)	조깅 50m, 걷기 50m × 4회	❷
(2)	뉴질랜드 파틀렉 또는 천천히 일정한 페이스로 조깅.	❶
	(페이스 1은 한 시간에 약 6.4킬로미터를 달리는 것으로,	
	걷기보다는 빠른 페이스.)	
(3)	조깅 50m, 걷기 50m × 4회	❷

목　산책. 가벼운 스트레칭 후 휴식.

금	(총 거리: 2km)	페이스
(1)	조깅 50m, 걷기 50m × 3회	❷
(2)	조깅 100m, 걷기 100m × 3회	❶
(3)	2-3분 동안 천천히 일정한 페이스로 조깅	
(4)	조깅 50m, 걷기 50m × 4회	❷ 또는 ❸

토　5-10분 평소와 다른 곳에서 산책
일　5-10분 산책 및 가벼운 스트레칭

2주 차

각 훈련의 총 거리는 2킬로미터이다.

만약 첫 주가 너무 쉬웠다면, 최소한 두 가지 선택지가 있다. 첫째로 쉬운 가이드를 따라 하는데 각 스케줄의 훈련량을 25-50퍼센트 늘린다. 예를 들어 50미터 조깅을 4회 대신 6회 반복한다. 또는 100미터를 2회 대신 3회 반복한다. 거리를 늘렸다면 반드시 진행 상황 차트에 기록한다. 둘째, 능력과 필요 사항을 고려하여 가장 적합한 거리를 정하라. 설명은 플랜 B의 6주 차와 8주 차를 참고하라.

옵션 프로그램: 당신의 건강 상태는 평균보다 높으므로 총 거리를 점진적으로 늘릴 수 있게 설계된 옵션 프로그램을 고려해야 한다. 토요일 또는 일요일에 평소와 다른 곳에서 달려 보라. 길게 산책을 하거나 3.2-6.4킬로미터 정도의 가벼운 조깅을 한다. 공원이나 바다를 가도 좋다. 휴일이라고 생각하자.

훈련이지, 혹사가 아니다.

페이스: ❶ = 100m 55-60초 또는 50m 25-30초 / ❷ = 100m 45-50초

월	(총 거리: 2km)	페이스
(1)	조깅 50m, 걷기 50m × 4회	❷
(2)	조깅 100m, 걷기 100m × 2회	❷
(3)	조깅 200m, 걷기 200m × 2회	❷
(4)	조깅 100m, 걷기 100m × 2회	❷

화	가벼운 스트레칭. 걷기	

수	(총 거리: 2km)	페이스
(1)	조깅 50m, 걷기 50m × 2회	❷
(2)	조깅 100m, 걷기 100m × 2회	❷
(3)	일정한 페이스로 뉴질랜드 파틀렉 몇 분 간 실시	❶
(4)	조깅 50m, 걷기 50m × 2회	❷

목	스트레칭. 식물 돌보기. 산책	

금	(총 거리: 2km)	페이스
(1)	조깅 50m, 걷기 50m × 4회	❷
(2)	일정한 페이스로 뉴질랜드 파틀렉 몇 분 간 실시	❶
(3)	조깅 100m, 걷기 100m × 4회	❷

토	토요일 또는 일요일 중 하루만 옵션 프로그램을 진행
일	옵션 프로그램 또는 20분 산책 및 가벼운 스트레칭

3주 차

거리는 최소 2.4킬로미터에서 최대 3.2킬로미터를 권장한다. 스케줄에 인터벌 세트가 2-4회 이런 식으로 유동적인 것을 볼 수 있을 것이다. 2회만 달리면 2.4킬로미터, 4회를 모두 달리면 3.2킬로미터이다. 자유롭게 선택해서 운동하면 된다. 휴식 날에는 산책과 가벼운 스트레칭을 잊지 마라. 훈련이지, 혹사가 아니다.

3주 차   플랜 C

페이스: ❶ = 100m 55-60초 / ❷ = 100m 45-50초 / ❸ = 100m 35-40초

월   (총 거리: 2.4-3.2km)   페이스
(1)   조깅 100m, 걷기 100m × 4회   ❷
(2)   조깅 200m, 걷기 200m × 2-4회   ❷
(3)   조깅 100m, 걷기 100m × 2회   ❷

화   가벼운 스트레칭과 걷기

수   (총 거리: 2.4-3.2km)   페이스
(1)   조깅 100m, 걷기 100m × 4회   ❷ 또는 ❸
(2)   천천히, 일정한 페이스로 조깅. 필요한 땐 걷고 다시 조깅

                                       ❶ 또는 ❷

목   산책 또는 스트레칭

금   (총 거리: 2.4-3.2km)   페이스
(1)   조깅 100m, 걷기 100m   ❸
(2)   조깅 200m, 걷기 100m × 2-4회   ❸
(3)   조깅 300m, 걷기 100m   ❸
(4)   지속적으로 조깅. 필요할 땐 걷기   ❶
(5)   조깅 100m, 걷기 100m × 4회   ❷ 또는 ❸

토   토요일 또는 일요일 중 하루만 옵션 프로그램을 진행
일   옵션 프로그램 또는 30분 산책 및 가벼운 스트레칭

4주 차

각 훈련의 총 거리는 2.8-3.2킬로미터이다. 다시 말하지만 스케줄은 유연하게 변경할 수 있다. 훈련이 더 필요하다고 느껴지면 거리를 늘린다. 당신의 현재 몸 상태에 맞는 최적의 훈련량이 있으니, 무리하지 말자.

지치지 않고 기분 좋게 운동을 마칠 수 있어야 한다. 만약 전날 밤 잠이 부족했거나 집이나 사무실에서 매우 힘든 하루를 보냈다면, 그것을 고려하여 훈련량을 줄여야 한다. 훈련이지, 혹사가 아니다.

언덕을 달리는 것은 어떤가?

체력을 키우는 좋은 훈련은 언덕을 오르내리는 것이다. 언덕을 달리기 시작할 때 아무 생각 없이 해서는 안 된다. 언덕을 뛰어 올라가는 데는 어마어마한 에너지가 필요하다. 또한 평지에서 사용하지 않았던 새로운 근육을 써야 한다. 가까운 곳에 언덕이 없다면, 주말에 달리는 일정으로 정하라. 만약 언덕 달리기를 기본 스케줄의 일부로 하고 싶다면 운동 초반에 하는 것이 좋다. 운동을 언덕 달리기로 마무리했다가는 즐거움을 느끼지 못할 수도 있다.

4주 차

플랜 C

페이스: ❶ = 100m 55-60초 / ❷ = 100m 45-50초 / ❸ = 100m 35-40초

월	(총 거리: 2.8-3.2km)	페이스
(1)	조깅 100m, 걷기 100m × 2회	❷ 또는 ❸
(2)	조깅 200m, 걷기 200m × 4회	❷ 또는 ❸
(3)	조깅 300m, 걷기 100m	❷ 또는 ❸
(4)	조깅 100m, 걷기 100m × 2회	❷ 또는 ❸

화 가벼운 스트레칭과 걷기

수	(총 거리: 2.8-3.2km)	페이스
(1)	조깅 100m, 걷기 100m × 4회	❷ 또는 ❸
(2)	2.8-3.2km 조깅을 이어가며(일정한 페이스로 파틀렉) 필요한 땐 걷기.	❶ 또는 ❷

목 산책 또는 스트레칭

금	(총 거리: 2.8-3.2km)	페이스
(1)	조깅 100m, 걷기 100m × 2회	❷ 또는 ❸
(2)	조깅 300m, 걷기 100m × 2회	❷ 또는 ❸
(3)	800m 정도, 또는 그 이상 천천히 일정한 페이스로 조깅.	❶ 또는 ❷
(4)	조깅 100m, 걷기 100m × 4회	❷ 또는 ❸

토 토요일 또는 일요일 중 하루만 옵션 프로그램을 진행
일 옵션 프로그램 또는 30분 산책 및 가벼운 스트레칭

5주 차

각 훈련의 총 거리는 3.2-4.8킬로미터이다. 이 스케줄은 자유롭다. 만약 이제까지 트랙, 공원, 뒤뜰 또는 고정된 장소에서만 훈련했다면 이번 주에는 거리나 도로에서 자유롭게 달리도록 하라. 평소 보던 풍경이 아닌 다른 새로운 곳으로 가라.

　빨간 불에 달리지 말고, 사나운 개도 조심하라. 만약 아프거나 통증이 발생하면 멈추지 말고 73페이지의 리컨디셔닝 프로그램을 참고하라.

　진행 상황 차트에 성과를 기록하는 것을 잊지 말라.

5주 차 플랜 C

페이스: ❶ = 100m 55-60초 / ❷ = 100m 45-50초 / ❸ = 100m 35-40초

월 (총 거리: 3.2-4.8km) 페이스
(1) 조깅 100m, 걷기 100m × 2-4회 ❸
(2) 조깅 400m, 걷기 100m × 2-3회 ❸
(3) 300-200-100m 각각의 조깅 사이에 걷기 100m × 2-3회 ❸

화 다른 동네 산책 후 간단한 스트레칭

수 (총 거리: 3.2-4.8km) 페이스
(1) 조깅 100m, 걷기 100m × 2회 ❸
(2) 일정한 페이스로 파틀렉. 필요에 따라 2.4km-3.2km 걷기 ❷
(3) 조깅 100m, 걷기 100m × 2회 ❸

목 산책 또는 스트레칭

금 (총 거리: 4.4-6.4km) 페이스
(1) 조깅 100m, 걷기 100m × 6회 ❸ 또는 ❹
(2) 편안한 시간만큼 파틀렉 조깅 ❷ 또는 ❸
(3) 300-200-100m 각각의 조깅 사이에 걷기 100m
필요에 따라 오늘 하루 훈련 거리를 채울 때까지 반복.

토 토요일 또는 일요일 중 하루만 옵션 프로그램을 진행
일 옵션 프로그램 또는 30분 산책 및 가벼운 스트레칭

6주 차

각 훈련의 총 거리는 3.2–4.8킬로미터이다. 지난 몇 주 동안 당신은 오리건대학에서 실시하는 육상 선수의 훈련 원칙에 따라 운동했다. 만약 육상 선수가 이 훈련을 소화했다면 거리와 페이스는 2주마다 증가한다. 당신도 마찬가지로 감당할 수 있다면 페이스와 거리를 2주마다 늘려라.

휴식 날에는 산책과 가벼운 스트레칭을 잊지 마라.

53페이지 '조깅하는 법'의 기술적인 부분을 다시 읽어 보면 도움이 될 것이다.

6주 차   플랜 C

페이스: ❷ = 100m 45-50초 / ❸ = 100m 35-40초 / ❹ = 100m 25-30초

월   (총 거리: 3.2-4.8km)   페이스
(1)   조깅 100m, 걷기 100m × 2회   ❸ 또는 ❹
(2)   조깅 400m, 걷기 100m × 2회   ❸ 또는 ❹
(3)   300-200-100m 각각의 조깅 사이에 걷기 100m × 2회

     ❸ 또는 ❹
(4)   조깅 100m, 걷기 100m   ❸ 또는 ❹

화   산책 또는 스트레칭

수   (총 거리: 3.2-4.8km)   페이스
(1)   조깅 100m, 걷기 100m × 4회   ❸ 또는 ❹
(2)   10-12분 동안 1.6km 조깅. 페이스는 알아서.
(3)   조깅 100m, 걷기 100m × 4회   ❸ 또는 ❹

목   산책 또는 스트레칭

금   (총 거리: 3.2-4.8km)   페이스
(1)   조깅 100m, 걷기 100m × 2회   ❸ 또는 ❹
(2)   300-200-100m 각각의 조깅 사이에 걷기 100m   ❸ 또는 ❹
(3)   휴식이 필요할 때까지 일정한 페이스로 파틀렉 조깅   ❷ 또는 ❸
(4)   조깅 100m 걷기 100m. 하루 훈련 거리를 채울 때까지 반복.

토   토요일 또는 일요일 중 하루만 옵션 프로그램을 진행
일   옵션 프로그램 또는 30분 산책 및 가벼운 스트레칭

7주 차

앞으로 2주 동안 총 거리는 다시 올라간다. 이번 주에는 4-6.4킬로미터이다.

페이스를 제대로 알고 있는지 테스트해 보고 싶은가? '조거 마일'을 해 보라. 조거 마일은 다른 선수들을 이기는 경쟁이 아니다. 자신의 목표 기록을 설정하고 그 기록에 얼마나 가깝게 성공할 수 있는지 보는 것이다.

조거 마일을 처음 시도한다면 1.6킬로미터를 10분 안으로 너무 빠르게 달리지 않도록 주의한다. 12분에서 15분 정도가 더 좋다. 조깅을 하면 누구나 더 건강해질 것이고 점차 더 빠르게 달릴 수 있다. 하지만 1.6킬로미터를 7분 안에 완주하는 것은 조깅이 아니라 달리기임을 기억하라. 82페이지의 페이스 차트를 참고하라. 훈련이지, 혹사가 아니다.

7주 차

페이스: ❷ = 100m 45-50초 / ❸ = 100m 35-40초 / ❹ = 100m 25-30초

월   (총 거리: 4km-6.4km)   페이스
(1)   조깅 100m, 걷기 100m × 2회   ❸ 또는 ❹
(2)   조깅 400m, 걷기 100m × 2회   ❸ 또는 ❹
(3)   300-200-100m 각각의 조깅 후 걷기 100m × 2회

                                                                               ❸ 또는 ❹
(4)   조깅 100m, 걷기 100m × 2회   ❸ 또는 ❹

화   걷기 또는 스트레칭

수   (총 거리: 4km-6.4km)   페이스
(1)   조깅 100m, 걷기 100m × 4회   ❸ 또는 ❹
(2)   다양한 지형에서 파틀렉 조깅 후 다른 장소에서 조깅.
      하루 훈련 거리를 채울 때까지 반복.

목   산책 또는 스트레칭

금   (총 거리: 4km-6.4km)   페이스
(1)   조깅 100m, 걷기 100m × 2회   ❸ 또는 ❹
(2)   편하게 달릴 수 있는 거리만큼 가벼운 파틀렉   ❷ 또는 ❸
(3)   300-200-100m, 각각 조깅 후 걷기 100m 하루 훈련 거리를
      채울 때까지 반복.   ❸ 또는 ❹

토   토요일 또는 일요일 중 하루만 옵션 프로그램을 진행
일   옵션 프로그램 또는 30분 산책 및 가벼운 스트레칭

8주 차

각 훈련의 총 거리는 4.4-6.4킬로미터이다. 아직 언덕 달리기를 시도해 보지 못했는가?

언덕 달리기를 할 때는 천천히 달려라. 지금까지 한 번도 사용하지 않은 근육에 통증이 생기는 것은 당연하다. 회복하는 날에는 걷기와 스트레칭을 기억하라.

훈련 차트에 성과를 기록하는 것을 잊지 말자.

8주 차

페이스: ❷ = 100m 45-50초 / ❸ = 100m 35-40초 / ❹ = 100m 25-30초

월 (총 거리: 4.4-6.4km)   페이스
(1) 조깅 100m, 걷기 100m × 2회   ❸ 또는 ❹
(2) 조깅 400m, 걷기 100m × 4회   ❸ 또는 ❹
(3) 300-200-100m 각각의 조깅 사이에 걷기 100m   ❸ 또는 ❹
(4) 조깅 100m, 걷기 100m × 3회   ❸ 또는 ❹

화 산책 또는 스트레칭

수 (총 거리: 4.4-6.4km)   페이스
(1) 조깅 100m, 걷기 100m × 4회   ❸ 또는 ❹
(2) 조거 마일. 페이스를 정하고 얼마나 안정적으로 유지할 수 있는
     지 확인.
(3) 아주 천천히 파틀렉 조깅.   ❷ 또는 ❸
(4) 조깅 100m, 걷기 100m 오늘 하루 남은 훈련 거리 만큼 반복.
                                                              ❸ 또는 ❹

목 산책 또는 스트레칭

금 (총 거리: 3.2-4.8km)   페이스
(1) 조깅 100m, 걷기 100m × 2회   ❸
(2) 조깅 400m, 걷기 100m × 2회   ❸
(3) 1.2km 일정한 페이스로 파틀렉 조깅, 필요에 따라 걷기.
(4) 조깅 100m, 걷기 100m × 3회   ❸

토 토요일 또는 일요일 중 하루만 옵션 프로그램을 진행
일 옵션 프로그램 또는 30분 산책 및 가벼운 스트레칭

9주 차

각 훈련의 총 거리는 4.8-6.4킬로미터이다. 플랜 A와
B의 조거들은 대략 6주 만에 처음으로 향상된 체력을
체감하며 들뜬 기분을 느끼게 될 것이다. 9주가 지나면
행복감은 배로 커질 것이다. 당신도 지금 조깅의 효과를
느낄 것이다. 특히 매일 운동을 하다가 격일 스케줄(고
강도 후 저강도 원칙)로 바꾼 경우 더욱 그렇다. 운동 사
이에 휴식은 재충전을 돕는다. 성공적인 운동을 하려면
휴식 역시 중요하다는 사실을 빠르게 깨달을 것이다.

끝까지 꾸준히 하자.

페이스: **❸** = 100m 35-40초 / **❹** = 100m 25-30초

월 　(총 거리: 4.8-6.4km) 　　　　　　　　　　　　페이스
(1) 　조깅 100m, 걷기 100m × 4회 　　　　　　　　❹
(2) 　300-200-100m 각각의 조깅 사이에 걷기 200m 　❹
(3) 　조깅 800m × 2회 　　　　　　　　　　　　　❹
(4) 　조깅 100m, 걷기 100m × 4회 　　　　　　　　❹

화 　산책 또는 스트레칭

수 　(총 거리: 4.8-6.4km) 　　　　　　　　　　　　페이스
(1) 　조깅 100m, 걷기 100m × 4회 　　　　　　　　❹
(2) 　다양한 지형에서 다양한 페이스로 파틀렉. 　　　❸
(3) 　조깅 100m, 걷기 100m(파틀렉에서 거리가 채워지지 않은
　　　경우 실시.)

목 　산책 또는 스트레칭

금 　(총 거리: 4.8-6.4km) 　　　　　　　　　　　　페이스
(1) 　조깅 100m, 걷기 100m × 4회 　　　　　　　　❹
(2) 　800m-1.2km 파틀렉 조깅 　　　　　　　　　　❸
(3) 　조깅 100m, 걷기 100m(남은 훈련 거리 만큼 반복) 　❹

토 　토요일 또는 일요일 중 하루만 옵션 프로그램을 진행
일 　옵션 프로그램 또는 30분 산책 및 가벼운 스트레칭

각 훈련의 총 거리는 5.6-8킬로미터이다.

오리건의 선수 훈련 원칙 중 하나는 정규 훈련 프로그램의 막바지에 다다랐을 때 2주 프로그램을 3주 프로그램으로 변경하는 것이다. 이제 당신은 이 플랜의 마지막 3주에 진입한 것이다. 이제 영구적인 운동 습관을 조금 더 진지하게 고려해야 한다. 이 플랜을 끝낸 후, 이 안정적인 상태를 유지할 것인가, 혹은 더 높은 곳을 향해 오르거나 아래로 떨어질 것인가? 당신이 원하는 대로 조깅 플랜을 유연하게 조정할 수 있다.

토요일이나 일요일에 산책과 조깅이 있는 옵션 프로그램을 실행했는가? 사람들이 당신을 어떻게 보든 신경 쓰지 말라.

훈련이지, 혹사가 아니다.

페이스: ❸ = 100m 35-40초 / ❹ = 100m 25-30초

월　(총 거리: 5.6-8km)　　　　　　　　　　　　　　　페이스
(1)　조깅 100m, 걷기 100m × 4회　　　　　　　　　　　❹
(2)　조깅 800m, 걷기 100m × 2회　　　　　　　　　　　❹
(3)　300-200-100m 각각의 조깅 사이에 걷기 100m × 4회　❹
(4)　조깅 100m, 걷기 100m × 2회　　　　　　　　　　　❹

화　산책 또는 스트레칭

수　(총 거리: 5.6-8km)　　　　　　　　　　　　　　　페이스
(1)　조깅 100m, 걷기 100m
(2)　1.6km 조거 마일. 페이스 선택.
(3)　주어진 거리를 완주할 수 있도록 다양한 지형과 편안한 페이스로
　　　파틀렉 조깅　　　　　　　　　　　　　　　　　　❸

목　산책 또는 스트레칭

금　(총 거리: 5.6-8km)　　　　　　　　　　　　　　　페이스
(1)　조깅 100m, 걷기 100m × 4회　　　　　　　　　　　❹
(2)　느리고 일정한 페이스로 파틀렉 조깅　　　　　　　　❸
(3)　조깅 100m, 걷기 100m (오늘 하루 남은 훈련 거리 채우기)

　　　　　　　　　　　　　　　　　　　　　　　❸ 또는 ❹

토　토요일 또는 일요일 중 하루만 옵션 프로그램을 진행
일　옵션 프로그램 또는 30분 산책 및 가벼운 스트레칭

각 훈련의 총 거리는 6-8킬로미터이다.

영구적인 운동 습관을 기르기 위해 좋아하는 활동을 하자. 자신에게 맞게 최대한 빨리 또는 멀리, 느리게 또는 적게 달려라. 운동은 건강 그리고 행복과 직결된다는 것을 알아야 한다. 먹는 것만큼이나 중요하다. 그러니 균형을 잡도록 하자. 운동을 조금 더 하고 먹는 양을 조금 줄이자. 조깅하면서 먹으라는 말은 아니다.

11주 차

플랜 C

페이스: ❸ = 100m 35-40초 / ❹ = 100m 25-30초 / ❺ = 100m 20-25초

월	(총 거리: 6-8km)	페이스
(1)	조깅 100m, 걷기 100m × 4회	❹ 또는 ❺
(2)	조깅 800m, 걷기 100m × 2회	❹ 또는 ❺
(3)	300-200-100m 각각의 조깅 사이에 걷기 100m × 2회	
		❹ 또는 ❺
(4)	조깅 100m, 걷기 100m × 4회	❹ 또는 ❺

화 산책 스트레칭

수	(총 거리: 6-8km)	페이스
(1)	조깅 100m, 걷기 100m × 4회	❹ 또는 ❺
(2)	주어진 거리를 완주할 수 있도록 다양한 지형에서 편안한 페이스로 파틀렉 조깅	❸

목 산책 또는 스트레칭

금	(총 거리: 6-8km)	페이스
(1)	조깅 100m, 걷기 100m × 4회	❹ 또는 ❺
(2)	편안하게 달릴 수 있는 거리만큼 일정한 페이스로 파틀렉 조깅	
(3)	300-200-100m 조깅 후 걷기 100m (남은 훈련 거리 채우기)	
		❹ 또는 ❺

토 토요일 또는 일요일 중 하루만 옵션 프로그램을 진행

일 옵션 프로그램 또는 30분 산책 및 가벼운 스트레칭

각 훈련의 총 거리는 6.4-8킬로미터이다.

플랜 C의 마지막 주까지 온 것을 진심으로 축하한다. 이제 무엇을 할 것인가? 여기에 머무를 것인가, 아니면 좀 더 편안한 단계로 돌아갈 것인가? 결정을 내리는 동안 두 번째 훈련에서 '조거 마일'로 페이스 감각을 테스트해 보자. 반드시 훈련 차트에 성과를 기록한다. 훈련 차트를 검토하며 얼마나 멀리 왔는지 확인한다. 다시 한 번 마지막 주까지 온 당신에게 축하의 말을 전한다.

12주 차   플랜 C

페이스: ❸ = 100m 35-40초 / ❹ = 100m 25-30초 / ❺ = 100m 20-25초

월   (총 거리: 6.4-8km)   페이스

(1)   조깅 100m, 걷기 100m × 2회   ❹ 또는 ❺

(2)   조깅 800m, 걷기 100m × 2회   ❹ 또는 ❺

(3)   조깅 300m-200m-100m. 인터벌 사이에 휴식이 필요하다면
       걷는다. × 4회   ❹ 또는 ❺

(4)   조깅 100m, 걷기 100m × 3회   ❹ 또는 ❺

화   골프, 식물 돌보기, 걷기

수   (총 거리: 6.4-8km)   페이스

(1)   조거 마일을 달리기 위해 100m 몸 풀기. 알아서 페이스를 선택.

(2)   선택한 페이스로 조거 마일 실시

(3)   6.4km 느리게 파틀렉 조깅   ❸

목   산책 또는 스트레칭

금   (총 거리: 6.4-8km)   페이스

(1)   조깅 100m, 걷기 100m × 4회   ❹ 또는 ❺

(2)   다양한 페이스로 파틀렉   ❸

(3)   조깅 100m, 걷기 100m (오늘 훈련에서 주어진 거리 완주)
                                         ❹ 또는 ❺

토   토요일 또는 일요일 중 하루만 옵션 프로그램을 진행

일   옵션 프로그램 또는 30분 산책 및 가벼운 스트레칭

12

계속 조깅하라

12주 동안 진행된 훈련의 주된 목적은 규칙적이고 적당히 운동하는 습관을 기르도록 점진적으로 그리고 안전하게 체력 수준을 향상시키는 것이다.

훈련 기간 동안 당신은 자신의 능력과 부족한 점을 알게 되었고 또한 올바른 달리기 기술을 익혔으며, 검증된 훈련 방법을 실제로 해 보면서 운동과 더욱 친숙해졌을 것이다. 과도하게 훈련하지 않는 것의 중요성도 알았을 것이다.

12주 후, 우선 당신은 신체적 건강의 중요성을 바로 느꼈을 것이다. 최상의 건강 상태를 유지하기 위해서는 규칙적으로 운동하겠다는 굳은 결심이 필요하다.

다음은 좋은 건강 상태를 유지하는 데 도움이 되는 몇 가지 규칙이다.

1. 훈련이지, 혹사가 아니다. 절대 전력을 다하지 말라. 과도한 훈련을 피하라.

2. 당신의 능력에 맞게 꾸준히 할 수 있는 운동 습관을 들이는 것을 목표로 플랜 A,B, 또는 C의 스케줄을 따르자.

3. 매일 격렬한 조깅을 하지 않도록 하라. 일주일에 3-4일이 적당하다. '고강도 후 저강도' 원칙을 기억하라. 하루는 열심히 운동했다면 다음날은 쉬어라.

4. 혼자서 또는 같이 조깅하라. 그리고 원할 때 언제든지 조깅하라. 장소에 구애받지 않고 다양한 풍경을 즐길 수 있다.

5. 조깅 프로그램은 조정 가능하다는 것을 기억하라. 만약 운동을 한 번 빠졌거나 아프거나 다른 어떤 이유로 잠시 멈췄다면, 오늘의 건강 상태에 맞춰 다시 시작하면 된다.

지속적으로 즐거움을 느낄 수 있도록 편안하게 조깅하라.

함께 달리기

수많은 러닝 커뮤니티가 존재한다. 당신이 살고 있는 곳 주변에도 이미 있을 수 있다. 조깅을 시작하기에 앞서 전문적인 가이드가 필요하다면, 주변에서 러닝 커뮤니티를 찾아보라.

몇몇 강사에 대해 주의할 점

강사는 조깅에 대한 개념을 충분히 이해하고 있는 강사를 찾아야 한다. 전문가 중에 당신을 지속적으로 '향상'시키기에만 집중하는 사람을 조심해야 한다. 조깅은 절대 이런 것이 아니다.

당신은 당신만의 페이스대로 운동하면서 즐길 수 있어야 한다.

감사의 말

개인의 성공이나 단체 생활에서, 찰나의 것이기도 한 정신력보다 더 중요한 것은 없다. 그런 정신력 없이는 (또는 그것을 뭐라고 부르던 간에) 조깅 프로그램도 참여자도 이 책도 없었을 것이다. 여기의 제한된 공간에서 조깅에 참여하고 격려해 준 많은 사람들에게 모두 개인적인 감사 인사를 하는 것은 한계가 있다. 하지만 뉴질랜드 시골의 더없이 아름다운 풍경 속에서 수많은 사람들과 함께 조깅하는 놀랄 만한 광경을 소개해 준 아서 리디아드, 호르몬학자 시모어 라이버먼, 조깅을 '하는 법'에 대해 소통하는 능력을 갖췄으며 내게 아낌없는 격려를 보내준 바바라 바우어만, 의학적 조언을 주고 자신의 시간을 아낌없이 내어 준 자크 해리스, 편집을 맡아준 제임스 셰이의 넓은 아량에 특별한 감사 인사를 전한다.

또한 에바 메길 애벗, 커티스 넬슨, 웨슬리 제이콥스, 의학박사 헬렌 해리스, 자넷 셰어 그리고 모든 조거들, 오리건대학 육상부원들의 귀중한 도움에 감사한다.

빌 바우어만,
W. E. 해리스

조깅의 기초
: 나이키 공동창업자와 심장전문의가 함께 쓴 조깅 매뉴얼

2022년 10월 24일   초판 1쇄 발행
2023년 2월 14일   초판 2쇄 발행

지은이
빌 바우어만, W. E. 해리스

옮긴이
김윤희, 이장규

펴낸이	**펴낸곳**	**등록**
조성웅	도서출판 유유	제406-2010-000032호 (2010년 4월 2일)

주소
서울시 마포구 동교로15길 30, 3층 (우편번호 04003)

전화	**팩스**	**홈페이지**	**전자우편**
02-3144-6869	0303-3444-4645	uupress.co.kr	uupress@gmail.com

	페이스북	**트위터**	**인스타그램**
	facebook.com /uupress	twitter.com /uu_press	instagram.com /uupress

편집	**디자인**	**조판**	**마케팅**
김은우, 백도라지	이기준	정은정	황효선

제작	**인쇄**	**제책**	**물류**
제이오	(주)민언프린텍	다온바인텍	책과일터

ISBN 979-11-6770-046-9 13510